大都會文化
METROPOLITAN CULTURE

大都會文化

METROPOLITAN CULTURE

健康原味生活的501種方式

樂活 慢活 愛生活

Living a Beautiful Mind & Life

健康、美麗、積極、自信，
你也可以重新品生活、懂生活、戀生活！

序

每個人都想過好生活，每個人都想吃得健康、活得開心；每個人都想保持好體態、每個人都想比自己實際年齡看起來還年輕；每個人都知道要運動才能常保健康青春，但大多數人都很懶得運動或是沒時間運動。

真正的美麗是內外兼備的、真正的健康也是由內到外。所以假設你是領死薪水被房貸、車貸、卡貸卡得死死的苦哈哈上班族、看老公臉色給錢的菜籃族、賺少花多的月光族，還是有擁有美麗、自信與健康的單身貴族，不需要花大錢整型、不需要每天狂吃各種昂貴的營養品，也不需要花高額的會員費進健身房，讀完本書，你就能過出好生活，為自己賺進無價的健康與美麗。

本書一共分為五大章，第一大章為「正確的減肥、減重」。減肥是許多人一生的功課，如何減掉體重卻不減掉健康；如何減掉該減的部位，但胸部仍然可以UP UP；什麼是ＢＭＩ；新陳代謝和減肥有什麼關係，這是每個想減肥的人都要了解的基本知識。另外這個部份也提供許多減肥的小撇步，還有如何吃異國美食等，讓大家能夠EASY減肥EASY瘦。

第二大章為「積極的運動與健身」。大家都知道「要活就要動」的重要性，不論是想減肥或是想保持健康與身材，選擇適合自己的運動，找到運動的方法及配合運動補充正確的飲食及水分，都是非常重要的。

第三大章為「養成好習慣與注重儀容」。哪些生活習慣會讓自己變得更美；有哪些時尚又可以舒壓、放鬆的好地點，可以讓你不需花大錢就可以像慾望城市的紐約客一樣，當個時尚貴婦與型男。

第四章為「適當料理與正常飲食」。如何吃出健康營養的早餐；如何滿足想喝甜品、飲料又不發胖的欲望，以及各式的蛋白質、澱粉、蔬果的選擇及補充原則，還有在廚房烹飪的知識、調味品的使用，在這一章裡都有詳盡的說明。

最後的第五章為「充分攝取營養與維持健康」。除了從自然食物及各類加工食品中來獲得人體所需的營養之外，維他命及礦物質的額外補充也是不可缺少的，所以這章對各種維他命的攝取都有詳細的說明。而女性在生理期、更年期、懷孕期時，有什麼是需要特別注意的，以及像一些零星卻又惱人的小毛病該如何對付，都可以從這章得到淺顯易懂的答案。

這是一本擁有五百零一條的健康原味生活小指南，只要你能做到其中的一百條，相信自信與健康已經在你的生命裡開始發光發熱了，這時要擺脫御宅族、歐巴桑的行列，做個樂活、慢活、愛生活的達人，怎麼會不可能呢！

contents

目錄

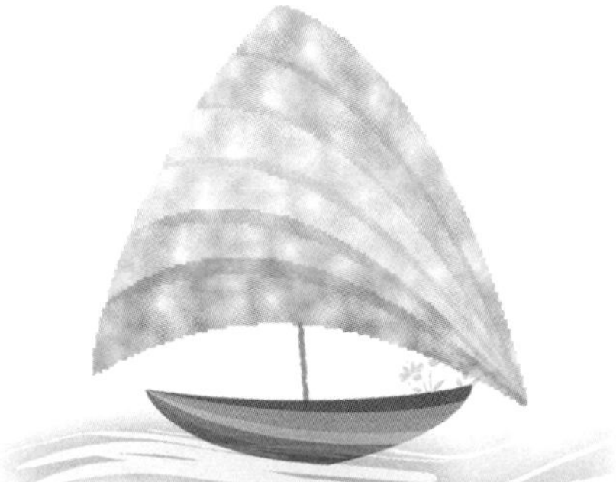

第1篇

愛生活就是正確的減重與減肥

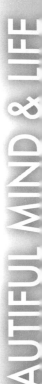

方式1、節制的飲食

「節制的飲食」是你平時生活就要記得的一個生活方式，而不是當你要減肥時才想到。因為節制的飲食是幫助你保持健康及理想身材的不變原則，有了這兩樣東西，好生活自然在你身邊。

方式2、均衡飲食

均衡的飲食包括：五穀雜糧類的澱粉食物代替精製澱粉、足量的蔬菜、新鮮水果二至三份、多吃蛋白質（新鮮肉類、晚上以吃白肉類或海鮮類為佳），少吃加工製品或是醃漬品，以防鹽份過高，每天要喝兩千ＣＣ以上的水。

方式3、什麼是ＢＭＩ

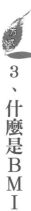

ＢＭＩ是身體質量指數（Body Mass Index，縮寫為ＢＭＩ），其計算公式是體重（kg）除以身高（m）的平方，例如一位五十二公斤的人，身高是一百五十五公分，則ＢＭＩ為$52 \div (1.55)^2 = 21.6$。ＢＭＩ正常值為十八．五至二十四，所以此人ＢＭＩ值合乎標準。

方式 4、ＢＭＩ標準

以體重為基準，正常體脂肪含量在男性為十二至二十%，女性為二十至三十%，如果體脂肪超過標準就會提高罹患慢性病的機率，以及造成其他身體負擔，所以要隨時注意自己的體脂肪數字。

以成人的體重來分級：

體重過輕			BMI	<	18.5
正常範圍	18.5	≦	BMI	<	24
過　　重	24	≦	BMI	<	27
輕度肥胖	27	≦	BMI	<	30
中度肥胖	30	≦	BMI	<	35
重度肥胖	35	≦	BMI		

方式

5、蘋果型與梨子型身材

蘋果與梨子這兩種形狀是多數人的基本身型。如果你是蘋果型身材，大概都屬「中廣型」，這樣的人在罹患心臟及糖尿病等方面的疾病比例會比較高。而梨子型也是東方人典型的下半身肥胖身材——臀部及腿部較粗大，常聽到的抱怨也屬這型。

方式

6、腰圍減少

拿量尺去測量你腰圍的最細與最粗兩處，並計算兩者之間的比例，如果是在〇．八以上的女性或是〇．九五以上的男性，就要小心有罹患慢性疾病的危險機率。所以減少腰圍絕對有助於你的身體健康。

方式 7、如何減少體脂肪

(1)多喝水來代謝掉體內多餘的體脂肪。
(2)晚上睡前四個鐘頭最好是別進食。
(3)五穀根莖類及油脂類要減少攝取。
(4)多喝綠茶也有助減少體脂肪。
(5)吃東西的順序：水果→湯→蔬菜→飯→肉。
(6)足夠睡眠與適量運動。

方式 8、血壓

血壓是血液經由心臟的壓縮，流過血管所產生的壓力。血壓不是固定不變的，它會隨季節、時間、情緒、運動、菸酒、咖啡、藥物等而影響。因此測量血壓時，應在身體舒適及安靜休息的環境下測得才準確。成人標準血壓值：收縮壓 在一百至一百四十毫米水銀柱之間，舒張壓在七十至九十毫米水銀柱之間。

方式 9、心跳速度

每個人的心跳速度不同，平常情況下，成人正常心跳率是每分鐘六十至一百次，而不同年齡也有不同的正常心跳率。而理想的運動心跳率，計算方法如下：

心跳率上限：（220－年齡）× 85%

心跳率下限：（220－年齡）× 65%

方式 10、新陳代謝

所謂的新陳代謝，是指人體內所有的化學反應，而新陳代謝率就是指熱量釋出的速率。所以新陳代謝率愈快，熱量釋放的速率就愈快，體重就會減少；反之新陳代謝速率愈慢，熱量釋放的速率愈慢，體重較不容易減少。所以有人常說女生過二十五歲身體的新陳代謝率會減緩，也因此會覺得沒多吃什麼東西卻會開始無端發胖。要提高代謝率就得：多運動、多喝水、泡澡、按摩等，都是促進代謝率提高的方法喔！

方式 11、減肥前的抽血檢查

生病就診時，有時候會需要先抽血，待看過報告之後才能正確診斷身體的詳細情況，而減肥之前其實也少不了這項工作。如果本身就是過胖的人，身體的各項健康指數多少會不符合正常標準。事前先做抽血檢查，你可以從減肥的過程中，慢慢看到體重和各類指數回復的正常情形，讓身體變得更加窈窕健康。

方式 12、減肥和減重有何不同

減肥是以減去脂肪為主，一般人會肥胖主要是因為身體的脂肪組織過於肥大，因此真正減掉了脂肪才算是真正的成功瘦身。而減重則有兩種情況：一種是減去體內水分，像是喝瘦身茶，因為含有利尿成分，可幫助體內水分排除，但是一但停藥或茶之後，身體隨即會回復重量。另一種是減去體內所謂的肌肉部分，常見的方式就是少吃或是斷食，由於減去的體內脂肪不多，所以一但恢復正常飲食，就會造成復胖。

方式

13、清點冰箱食物

有報導指出，其實冰箱所藏的細菌數比馬桶還要高，原因是大家習慣把吃不完的東西往冰箱裡丟，冰箱只能在四十八小時內有效保存食物鮮度，在冰箱裡放過多食物及殘餚，其實就是讓冰箱處於不斷處理腐敗食物的狀態，而且習慣在冰箱擺過多食物的人，也會養成不時往冰箱裡找東西吃的習慣，這樣對減肥、控制食慾會有影響。因此，定期清點冰箱食物是絕對必要的。

方式

14、清理碗廚、食物櫃

要常保持碗廚、食物櫃的乾淨，不要在那裡屯積過多的食物，三不五時地檢查有無過期食物在裡面。在食物櫃存放過多的食物會引起你的食慾，讓你隨時隨地都想到那裡去找東西吃，最好不要有這樣的習慣，你的肚子無形之中會多吃進了很多熱量。

方式 15、藉由友誼的幫助提高減肥的成功率

可以告訴比較親近的朋友說你要開始減肥，以及正開始進行一些飲食控制，把你的情況告訴他們。當你對減肥意志開始產生動搖意念或是意志薄弱時，朋友們就可以扮演提醒的作用，鼓勵你繼續下去。

方式 16、不要著迷高卡路里的食物

其實好吃的東西很多都含高卡路里，炸雞、可樂、比薩、起司蛋糕，甚至像早餐喜歡吃的吐司、漢堡、奶茶、飯糰、水煎包、蔥油餅等這些東西，熱量都不低，但是為了維持每天固定的熱量，在選擇食物時，要記得稍微挑選一下，不能因為好吃就常常固定吃那一些東西，這樣肯定會發胖的。

方式 17、有原則的挑選食物

不是只有要減肥的人才需要挑選食物做飲食控制，只要你想改變生活方式，擁有健

康好生活的人，都應該要有原則的去挑選食物，少吃高油、高糖、高鹽的東西，多選一些負擔輕、少熱量的食物才有益健康。

方式 18、請考慮到小孩

健康生活的方式是一種很好的示範，尤其是你為了健康及身材進行飲食控制及運動時，都可以身體力行的告訴小孩你正在做那些事情，給他們從小對生活態度的良好示範，對小孩的將來也會有正面的影響。

方式 19、採買一星期的菜

寫好一周所需的食物，算好應該花掉多少伙食費，一周去一次大型超市、賣場，或是傳統市場採買食物，都是比較經濟的作法。同時，這樣好過你每天東溜一下去超市買點東西，西跑一下又去黃昏市場買東西，每天無形之中多買了一點，就變成每天多吃一點喔！

方式20、遠離誘惑你的食物

你一定知道自己對那些食物有無法抗拒的情況，所以在你去超市買東西時，就要告訴自己少走到那些區域。例如你很喜歡吃麵包，但是包著各種餡料的鬆軟麵包是減肥的天敵，因此就不要挑出爐的時間經過那些麵包店，或是在大賣場買東西時，就盡量別走到那裡去。

方式21、如何逛超市、賣場

如果你是要進行減肥或是需要飲食控制的人，逛超市、賣場買東西有個很簡單的原則，就是繞著超市的邊緣逛，因為所有的生鮮蔬果及奶製品、肉類都是沿著邊邊這樣繞一圈。所以基本上你一圈繞下來所拿的東西，都是健康營養來源的食材居多。

方式22、小紙條立大功

可以寫一些鼓勵自己或是警告自己的話在小紙條上，或是在紙條上寫上你該吃些什麼、不該吃些什麼，並且將這些小紙條充份貼在任何你每天一定會看到的地方。電視旁、冰箱上、包包裡、辦公桌或電腦旁……。這種強迫式接受，雖然方法看起來有點老套，但也是幫助自己增強減肥意志的方法。

方式23、三天後……

假如你正在進行減肥的功課，對減肥感到懈怠，想放縱自己大吃大喝一天，第二天就會急忙忙的感到有罪惡感而去量體重。但如果看到體重沒有變胖，千萬不要高興得太早，像這樣的情況，通常是三天後才會看到放縱後的效果，所以千萬不要以為自己多吃不會發胖喔！

方式

24、體重守門員

你知道自己要減下多少的體重才算標準嗎？你又知道應該要如何維持住好不容易減下的體重？很多人在一開始減肥時，都會有無比的信心，希望自己能迅速減肥，最好一個星期瘦五公斤。其實這都是不對的觀念，最健康的減肥狀態應該是第一週瘦下一至兩公斤左右，之後每週以約〇・五到一公斤的體重持續往下減。

方式

25、減肥食譜

坊間有許多減肥食譜，其實在照食譜減肥之前，應該都要去諮詢一下營養師。因為每份食譜，都是針對不同情況的人而設計，並不一定適合自己。同時在減肥前，都應該去做一次簡單的檢查，驗個血，知道自己每項健康功能的數據，這樣對自己的健康比較好。

方式

26、貼上一張苗條照片時刻提醒自己

有時候你可以在電腦桌面上擺上自己最苗條時的照片，或是在冰箱上、桌墊下……任何你每天都一定會看到的顯眼地方，擺上一張這樣的照片來提醒自己，達成這樣的目標正是你所想要的，而成功是需要努力的。

方式

27、體重停滯期

每一個人減肥都會有所謂的停滯期，而這也是最容易讓人對減肥感到洩氣，然後開始失去信心及毅力的時候。所以必須要撐過這段時間，也許是一周又或是一個月，之後你的體重又可以開始漂亮的往下降。

方式 28、如何跨越體重停滯期

如果你確信自己的飲食情況及運動狀況都符合減肥的要求，但是卻遇到體重停滯期，始終無法再繼續瘦下來，可以試試下列幾項方法：

(1) 多喝水。

(2) 增加你目前的運動量。

(3) 多試一些不同的飲食訣竅，例如：高蛋白飲食法。

方式 29、記住自己瘦了多少

當你已經瘦下幾公斤，之後遇到體重停滯期，其實這時候千萬不要灰心，這是都會經過的過程。這時只需要記下你減肥期間體重減輕的記錄，知道自己的瓶頸是卡在減了多少體重的時候。減肥成功之後，這些記錄都是可以幫助你更了解自己體重變化的數據。

方式30、減肥時要注意的身體數據

在前述的幾點中有提到減肥前應該做些簡單的健康檢查，幫助自己更了解身體的健康狀況。而減肥期間也同樣不能忽視幾項重要的數據，免得造成瘦了體重卻減掉了健康的遺憾，像是血壓的測量或心跳指數。如果可以的話，可以買試紙來做簡單的尿液測試，看看自己的水份及蔬菜的量攝取得夠不夠。多關心自己，因為健康是無價的。

方式31、腰圍測量

如果女生的腰圍大於三十二吋，或是男生的腰圍大於三十七吋，就代表你已經過胖了，這樣對身體健康已經產生了一定的影響，所以這樣的腰圍是一個最明顯的警惕，為了健康，一定要快點讓自己的腰圍瘦下到標準之內喔！

方式

32、八十：二十的原則

減肥期間當然是需要有足夠的耐心及毅力去逐步達成減肥的終極目標，但是如果你用了一百分的心力全都在減肥這件事上面，其實會給自己造成過大的壓力，這樣對減肥及健康並沒有好處。我們並不是要當明星或是模特兒，要減肥只不過是因為要讓自己更健康、更增加自信心，所以用八十分的專心在減肥上即可，剩下二十分有時偷偷懶，其實無傷大雅。

方式

33、早餐很重要

健康的飲食概念絕對不會忽視早餐掉這一項，吃了健康的早餐可以有效地讓你的一天有元氣地開始，同時也可以減少你到中餐之前吃零食的慾望。以玉米片加牛奶或是吃片全麥吐司加蛋，都是很好的早餐選擇。

方式34、玉米片加牛奶並不是一百分早餐

雖然玉米片加牛奶是很划算、健康又較低熱量的早餐，但也不是說每天都吃很多這樣的東西就一定不會變胖。玉米片有很多種口味，坊間也有賣水果或是巧克力口味的玉米片，這種加味的東西熱量一定比較高，所以吃的時候，還是記得選原味的比較好，另外牛奶也要用低脂來取代全脂的喔！

方式35、聰明的點心吃法

台灣到處都是好吃的美食小吃，便利商店更是三步一家五步一店，要對抗美食的誘惑其實很難。因此，為自己挑選適合的點心是一種必須要會的知識。比如說買滷味時，多買些青菜代替吃過多的澱粉類食物；吃炸雞去皮來吃；買沙威馬時提醒老闆不加番茄醬……。如果你知道如何替自己減少攝取熱量，其實有時吃吃點心，並不會發胖的。

方式 36、走到那裡都要多喝水

其實減不減肥都應該要多喝水，尤其是正在減肥的人更是要記得多喝水，這樣才可以幫助你代謝掉一些東西。記得隨身都攜帶自己的水杯，每天至少要喝兩千ＣＣ的水份，這樣不但環保，也可以隨時補充所需的水份。

方式 37、餐後二十分鐘

餐後給自己二十分鐘的時間散散步，讓剛吃飽的胃有消化的機會。同時在你吃八分飽的時候，如果能停止繼續吃，並起身去散步，如此能有效減低你想再吃東西的慾望，避免自己吃太多。

方式 38、好的姿勢

有個英文名字叫「Mouse Potato」，意思就是形容現代人都固定的坐在電腦前或是電視前，忽略掉運動，讓自己像個圓圓的馬鈴薯。因此平時的坐姿其實也很重要，不要老是想癱在沙發上看電視，試著讓自己雙腳自然垂直，挺胸的坐著，好的坐姿也可以幫助你有好的體態，身形會更加好看。

方式 39、代餐纖維

坊間有賣很多代餐包或是代餐類的飲品，那些東西是讓你代替一餐的熱量，幫助你有時候可以利用這些東西來讓自己清清腸胃。所以看起來不怎麼樣的代餐，其實熱量跟營養都與一餐所攝取的東西差不多，千萬不要吃了代餐又抵擋不住食慾，再另外找東西來吃，這樣就吃進太多熱量了！

方式 40、不餓為何吃不停

很多時候你一直想吃東西，但其實根本不餓，只是腦中不斷的想到那些東西有多美味、多吸引人，這樣的念頭一直在腦海中就會引起你的食慾。所以當你每次想吃東西時，第一句話就要反問自己我真的餓了嗎？或是問自己是不是真的需要在這個時候吃下這些東西。「三思而後行」同樣適用在這裡喔！

方式 41、少量多餐

一天吃五到六頓少量的餐點，好過你一天吃兩到三頓的大餐。少量多餐的好處很多，其中一項就是可以縮短你餐與餐之間的時間，飽足感夠的情況下吃點東西，自然就不會吃太多。

方式 42、誤餐

如果你誤餐的話，千萬不要以你剛才沒吃到正餐當藉口，所以在不應該吃很多東西的時間吃進原來要吃的量。例如你應該要晚上七點就用晚餐，但是卻拖到十點才開始吃，這時你就要考量到時間以及你等一下的就寢問題，所以在用餐的時候就要主動減量，不然就是多吃一些輕食類的食物來代替你原來想吃的。

方式43、一點一滴的改變

一點點的改變是有可能為你的生活帶來莫大的幫助。例如每天多吃進去一些青菜、每天吃足量的水果、以全麥或是五穀雜糧類代替精製類澱粉……，當這些變成每天的習慣，就是健康生活的大推手。

方式44、飲品的計算

習慣在早餐來杯晨光柳橙汁，一天喝個兩千ＣＣ，就會為你多增加快一百卡的熱量；喝咖啡習慣加糖，一杯就會多個二十卡；一杯酒的熱量是至少兩百卡以上……，這些簡單的飲品計算概念，可以讓你檢視一下自己一天多喝進了多少熱量喔！

方式45、加寬飲食的範圍

你吃的東西如果老是那幾樣，無形之中營養的攝取來源會有所限制。其實，你應該要加寬選擇食物的種類，多吃一些平常可能少吃到的東西，讓自己保持對各種食物的新鮮感。另外，多嘗試其他的烹煮方法，這樣對減肥也會很有幫助，尤其是在體重遇到停滯期的時候。

方式 46、改變生活作息

每個人都有自己固定的生活作息，但就是因為你的作息不正常或是不夠健康，所以才會想改變或是想要減肥。因此就算是小小的改變作息，對你的目標都會有很大的幫助。例如：帶小孩去游個泳、改變前往公司上班的方式、每天多吃一顆蘋果等，別忘記小兵也可以立大功。

方式 47、別為吃找藉口

今晚有個重要的球賽轉播，所以你可以在電視機前抱著鹹酥雞或滷味一起熬夜通宵；這周生理期來，所以巧克力就可以隨時想吃就吃；今天有朋友請客，所以一定不能放過機會狂吃大餐……，這些都是生活中會碰到為自己找藉口大吃特吃的機會，記得不要如此為自己找藉口喔！若你不想功虧一簣的話。

方式 48、蔬菜裝盤

你當然知道要控制飲食才可以確實的達到控制標準體重的目標，因此裝盤的小技巧是可以幫助你的。在你的盤子中，將蔬菜類裝到半滿以上，因為空間及視覺的影響下，之後，你自然就會少拿澱粉或是其他熱量較高的食物。只是改變一個小步驟，就有會好效果。

方式 49、減量

均衡營養的攝取及飲食控制是減肥一定要注意的事情，盡量去了解平常你究竟吃了那些東西是含有過高熱量的，找出來之後要不就是減量，要不就是找其他食物來代替。比如說：如果你早餐愛吃飯糰，同樣的澱粉攝取，你可以用玉米片加牛奶來替代，你會發現光是這樣的改變，就能少掉很多熱量喔！

方式50、建立每日的營養

這裡有些每日所需營養的大綱，你可以試著做參考：

(1) 七十五公克的肉類，尤其以魚肉為佳。
(2) 二十五公克的起司或是奶製品。
(3) 約半碗的飯（未煮熟米的量法）。
(4) 青菜兩碟（深綠色更佳）。
(5) 油脂適量。
(6) 不要吃太鹹或是加太多醬料。

方式51、用低脂來交換

如果你每天要喝一杯牛奶（盒裝牛奶一盒約二八〇毫升上下的量），選擇低脂的或是脫脂的來代替全脂，就可以為你減少五十卡以上的熱量。改變這樣的習慣，長期下來在無形中，一年就可以為你少掉二至三公斤的體重喔！

方式52、辛香料

在食物裡加些香料是不會有過多熱量的困擾，同時也可以為你的食物多增加些香氣。大部份的香料都有自己特殊的作用，人們最常使用的就是胡椒、丁香、荳蔻、迷迭香、薄荷等，為自己烹調食物時，可以試著多為自己的食物增加美味而不用擔心會增加熱量喔！

方式53、每日甜度攝取

假如你一天要喝六杯的茶和咖啡的話，每一杯都加了糖，那麼一杯就多了十多卡的熱量。如果又加奶精或是喝奶茶的話，一天就多了超過兩百卡的熱量了，所以自己要記得稍微計算一下每天到底喝進了多少糖份！

方式54、不要再加糖了

即使很多食物標榜低熱量或是低脂，但不表示就是吃了不會胖，所以在可能的情況下，就要減少糖份的攝取。像是學會喝無糖的咖啡、買珍珠奶茶或是各式冷飲時可以減少糖的量。少喝有糖的飲料可以有效的減少你的熱量攝取。

方式55、勾芡食物

在國外的中華料理中，最受老外歡迎的幾道菜中，一定都有勾芡的特色。在台灣，我們也有很多受歡迎的小吃是運用大量勾芡製成，像是蚵仔麵線、甜不辣的醬料、各式燴飯等。這些東西看起來很正常，看起來熱量應該不是太高，但其實就是因為有勾芡，所以它們的熱量比你想像中的還驚人。

方式

56、不要自己騙自己

即使你每天必走的幾條路中有香氣逼人的麵包店、有令人食指大動的各式小吃攤或是餐廳，如果你無法抵擋這些誘惑而忍不住嚐一口的話，其實也沒人知道啊。但是如果你自己騙自己說：這是我每天必經的路，只是吃一點，而且我剛剛有運動或是我今天太勞累……等藉口。有這樣想法的話，對減肥是毫無幫助的。

方式

57、不要以為有運動就可以大吃

雖然運動是減肥必要的功課之一，但當你已培養出運動的習慣或是加入健身房之後，要記得把運動當成功課，但卻不要過度的依賴。很多人在運動完會自以為有運動的加持，反而在運動後大吃特吃，這不但把剛剛消耗的熱量補回來，還有吃太多的危險。

方式58、心平氣和的吃飯

一邊看電視一邊吃飯，或是同時高談闊論、同時看書……這些好像習以為常的事其實是會影響用餐健康。一邊吃飯一邊做這些事，用餐心情不但會容易受到影響，無法平靜，不然就是會導致消化不良，或是在看電視的情況下，不知不覺吃進太多東西。因此要注意是否自己有這些習慣，及早做修正。

方式59、自己帶減肥餐

常常外食的人，通常基於方便又實惠，所以外食的餐點大概也就是那幾樣，以致於長期下來會有吃進過多熱量或是飲食無法達到完全均衡的狀況。其實如果能夠自己帶便當是最好不過了，因為你自己知道自己需要什麼：多帶一些青菜、少了一些油膩。如果能常保持均衡飲食，一定距離標準體重不遠。

方式60、點適合的餐

點餐時如果多要求一些的話，就可以吃到更健康、更符合你需求的餐點。比如說到麥當勞點一份不加番茄醬的漢堡；在餐廳可以要求把沙拉醬或將其他醬料加在盤子邊而不是一大匙澆在上面；買珍珠奶茶的時候可以改為半糖或是無糖……。多講一句話，就可以讓你少吃進很多熱量喔！

方式61、細嚼慢嚥

吃東西要多咀嚼，一來可以滿足「口腹之慾」，讓口腔藉由咀嚼的動作達到滿足感，二來會自然有效的減低食慾。吃東西如果狼吞虎嚥，不但會消化不良也會吃進太多東西，而且容易有飢餓感。

方式62、計算食量

吃東西時如果可養成大概計算一下熱量的習慣，便可以有效的減少吃進過多熱量的機會。記得一天吃超過兩碟的青菜、一天約吃兩份的水果，澱粉少量、蛋白質的量高於澱粉，油脂攝取適量。保持這樣的概念，較易維持體重。

方式 63、不要在最想吃東西的時候狂吃

假如你戰勝不了自己的意志力，在對食物最渴望的時候開始大吃特吃，那麼這時你會吃進了超過自己所想像的還要多的食物，當然也就會攝取超過你所能控制的熱量，因此千萬不要在最餓的時候去吃東西，這樣容易吃過了頭。

方式 64、試著分散注意力

在你很想吃東西的時候，不要一直想著：「要是我減肥完，那些東西就要大吃特吃！」這樣的想法只會更增加自己的痛苦，同時挑戰你的意志力。不如做些家事分散注

意力，例如洗衣服、拖地、整理房間，讓自己忙起來就可以忘掉不能隨心所欲吃東西的痛苦。

方式 65、放縱

其實人生某些時候是很苦悶且無趣的，尤其是在少了「食」的樂趣的減肥期間。偶爾是可以放縱一下，一星期給自己吃一次巧克力的機會，讓這個小小的盼望可以為你的生活帶來些許的樂趣。

方式 66、真的很想吃巧克力之類的點心

如果你真的很想吃巧克力之類的點心，下面幾項食物是你可以選擇的，適量並不會影響減肥。

(1) 低卡的熱巧克力飲品。
(2) 低卡的巧克力或水果慕斯。
(3) 低卡的巧克力或水果優格。
(4) 一把的巧克力葡萄乾或是巧克力花生。

方式67、泡麵

大家少不了有吃泡麵的時候，選擇泡麵時，挑選肉燥冬粉、米粉這類熱量較低的食品，盡量不要選油炸過的麵類。泡麵內附的調理包及油包都可以不用全部加進去。其實不加油包的泡麵也很好吃，這樣做的目的是避免讓泡麵太鹹，再加點青菜或是加個蛋，會讓泡麵更營養健康。

方式68、善用餐廳附贈的糖包

在外面用餐遇到要點附餐飲料時，盡量點熱咖啡、熱紅茶、熱奶茶來代替有糖的飲料。熱飲通常不會事先加糖，想瘦身的人要訓練自己少喝有糖的飲料，附贈的糖包可以帶回家，在家做菜的時候是很好的調味品。

方式 69、吃外食

如果你正在進行減肥，但卻又需要到餐廳應酬吃飯，現在許多餐廳都有網站，你可以事先上網看餐廳的菜單，想辦法點一些少澱粉、多蔬菜及蛋白質高的菜色，讓你外食的熱量不會過高。

方式 70、挨餓或吃飽

記得不要想用挨餓來當成減肥的方法，挨餓之後狂吃的食量，養份會被完全吸收，效果反而比定食定量的飲食習慣還容易發胖。在正餐開始之前，可以多喝兩杯水或是吃一點小點心，讓胃口變小，正餐就不會吃得過多，如果要以水果為擋餓的食物的話，記得至少與正餐相隔一至兩個小時。

方式 71、拒絕高熱量食物

油炸的、酥脆的、焗烤的、奶油的……如果你在菜單上看到這些字眼，就代表這樣的食物卡路里比較高。雖然說熱量高的東西大多很好吃，但是為了健康及身材，還是少點為妙。

方式 72、不要吃過多醬料

不論是中餐或是西餐，醬汁吃太多都有過鹹的問題，加上醬汁是多種食材的精華，多吃本來就有熱量過高的問題。另外，吃沙拉時，盡量以橄欖油、檸檬、胡椒等當作醬料，不要淋太多凱薩醬或是千島醬，吃其他菜色時也是淺沾即可。

方式73、不喝開胃酒

如果在餐前多喝一杯餐前酒的話，大概會提高你這頓飯兩百卡的熱量，而且既然叫開胃酒，顧名思議就是喝了胃口會更好，晚餐會吃得更多。因此能不喝開胃酒就不要喝，改以白開水代替吧！

方式74、如何吃義大利食物

北義的食物強調奶油和重口味，南義的食物則多以番茄、橄欖油等當作烹調方法。義大利道地的比薩及義大利麵，其實都是澱粉量超高的食物，兩者硬要比較的話，點海鮮義大利麵遠比點焗烤類或是比薩來得好些。用餐時，至少把肉類吃完，麵的部份自己再決定要不要吃光。甜品方面，義大利的冰淇淋及提拉米蘇都很經典，如果正在減肥的人，淺嚐就好，不要整份吃光。至於義大利人愛吃的起司及煙燻類香腸，也是考量口味重鹹，所以不建議一個人吃完一整條。至於副餐的麵包，記得以一餐不要攝取過多澱粉的原則，自行考量你可以吃掉多少麵包吧！

方式 75、如何吃法國菜

吃法國菜選擇湯品的時候，盡量選蔬菜湯或是洋蔥湯代替奶油重的湯品。主食可以要求以蒸煮的馬鈴薯為主，主菜的肉類記得可以提醒服務生不要佐太濃或太多的醬汁，再喝一口適合今日主菜的紅酒或白酒，就可以好好享用法國餐啦！

方式 76、如何吃韓國菜

韓國菜的烹調方式雖然口味比較重，但是許多都是醃漬品，像泡菜、海帶、黃豆芽等小菜，熱量都不高，只是口味比較重，所以吃的時候可以多喝一點水來避免太鹹。辣炒年糕、海鮮煎餅、拔絲地瓜算是澱粉類的東西，好吃但是記得份量不要吃太多；銅盤烤肉可以多烤一些各式肉類及海鮮。記得要多點一些青菜，吃烤肉時可以拿生菜沾點韓式辣椒醬包起來吃，這樣不僅一餐下來蔬菜份量夠，蛋白質也攝取足夠，算是很營養但又不會吃過量的一種方法。

方式77、如何吃印度菜

印度菜的咖哩其實應該算是融合各種香料所做成的各式料理。到了印度餐廳，可以點份印度烤餅（naan）當作是這一餐的主食，再點份蔬菜及一份肉類的咖哩主菜。吃的時候可以跟服務生要些番茄或是洋蔥切片，並加些主菜到一小片撕下的烤餅裡包起來吃。當然你也可以點份印度式的炒飯，不過記得這些東西都是可以分享著吃的，記得不要一人吃掉太多澱粉類的主食，然而像蔬菜咖哩、酸乳烤雞這樣的東西多吃一些無妨。最後來杯無糖的印度式奶昔（lassi），就算是很印度式又健康的一餐囉！

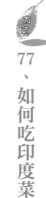

方式78、如何吃中國菜

吃中國菜，不論是那一種菜系，都要記得不要因為太好吃就吃了太多的飯，或是麵、包子、水餃這類的主食，可以多吃以蒸煮為烹調方式的菜色。夾菜時記得不要夾底層沾滿湯汁的部份，也盡量不要點勾芡及糖醋的菜色（雖然許多外國人認為正統的中國菜好像就該這樣），因為這算是烹調方法中熱量較高的兩種。湯不要喝太多，許多要正在減肥的人都會聽到這樣的叮嚀，因為湯是所有東西的精華。

方式79、如何吃日本菜

日本料理本身就比較清淡、低熱量，不過代表性的壽司——可不要看它每個都小小的，事實上大概吃三到六個就等於一碗飯的量，因此吃壽司要適量。可以多吃一些包蘆筍的手卷，熱量低又健康。生魚片沾芥茉醬也非常的道地，喜歡吃的人可以多吃。另外像是炸蝦、炸天婦羅、炸豬排、炸蔬菜這種人氣商品，因為裹粉再油炸，雖然好吃但熱量畢竟比較高，記得淺嘗就好。多喝一些日本料理都會附的茶、吃一些土瓶蒸裡面的料，而蒸蛋或是茶碗蒸這類的料理熱量都不高，可以多吃一些。

方式80、如何吃泰國菜

泰式料理有許多含有大量以椰漿或是椰奶及花生調理的菜餚，因此點菜時可以盡量少點這樣的東西，可以多點一些涼拌的牛肉、海鮮、木瓜絲等料理，而蝦醬空心菜、高麗菜也是具當地特色，但卻是吃了比較不會發胖的菜色。也可以多點一些清蒸魚或是生蝦，好過大量吃炸過的月亮蝦餅及整碗咖哩湯汁的菜色。飲料能多喝白開水就多喝一些，既解辣又解渴，喝太多甜味的泰式奶茶及加了椰奶的摩摩渣渣冰品也是高熱量的甜點喔！

方式81、吃速食的技巧

現在有許多吃速食的機會，如果以整份套餐來說，建議把薯條的部份改成生菜沙拉，飲料的部份盡量以零卡路里的可樂或是熱咖啡為選擇，漢堡的部份可以要求特製。所謂特製就是不加番茄醬，少少的番茄醬卻也是多鹽多糖的來源。總之如果吃速食時，你願意多花點心思，其實是比較不容易發胖的。

方式82、三明治

坊間有像subway這樣的三明治店，可以自己挑選麵包的種類及大小，然後自己選料加進去。在到這樣的店吃三明治時，記得選全麥或雜糧類的麵包代替白麵包，多選一些生菜、番茄等蔬菜類當內餡，少用番茄醬當佐料，寧願用肉類或是起司、胡椒粉來增加味道。

方式83、沙拉吧

當你在沙拉吧挑選要吃的沙拉種類時，記得要多選一些不同顏色的蔬菜，玉米粒及葡萄乾可以吃一點，但不要佔盤中的大部份。最重要的是千島醬和凱薩醬的熱量很高，不要把它淋得滿滿的，最好是舀一小匙放在盤子旁邊，吃生菜時佐一點點沾味道就好。

方式84、如何選餐後甜點

如果你餐後真的很想來份甜點的話，可以選擇優格，或是吃一份小杯冰淇淋，千萬不要抱整筒的冰淇淋或是爆米花之類的點心，同時躺在沙發上一邊看電視一邊狂吃。可以將你的甜點與家人朋友一起分享，或是吃完後再出外散散步，消耗一下剛才吃下去的熱量。

方式85、好奇心殺死一隻貓

假如你嘴饞，正想吃點什麼，腦中又不斷想著要來份洋芋片或是來杯冰涼的飲料，同時手上的菜單又不斷地翻閱，那麼即使你的意志力告訴你不能吃，吃完又會破壞減肥大計，但翻菜單的你仍會把「想吃」的事情掛在心上，這樣是沒辦法真正遠離並良好控制食慾的。

方式86、分享食物

當你正處於節食狀態的時候，要點東西來吃時，記得挑選好與他人分享的食物，比如說吃一個漢堡或是點一小份薯條，漢堡不太可能讓你咬了一半再換朋友吃另一半，除非是家人或是感情很好的朋友，但是一份薯條是很容易邀他人共享，如此可以增進友誼，同時也在無形之中分享掉了你的熱量喔！

方式87、提醒朋友你正在減肥

如果你正在減肥，其實這是一件很好的事，不需要因此覺得丟臉而不敢告訴別人。相反的，你可以告知大家，這樣不論是平時同事邀約吃飯，或是朋友間的聚餐，甚至是家人在飲食的烹煮上，都可以為了你做一些調整，同時他們也可以適度提醒你要記得持續減肥的事實，何樂不為呢？

方式88、去看電影時

電影院總是賣一些汽水、可樂、爆米花、甜甜圈等高熱量的零食，偏偏去看場電影時，手裡沒有拿份什麼東西就好像沒有看電影的樂趣。所以建議正在減肥的朋友們，看電影時，可以自己帶一瓶水或是專屬自己而不會發胖的飲料，又或者在現場點一杯健怡可樂，不要因為去看電影就鬆懈自己的減肥計畫。

方式89、改變喝咖啡的習慣

如果不能戒掉喝咖啡的習慣，那麼至少讓你的喝咖啡變得更健康一點。試著少喝一點花式咖啡，裝飾過多的奶油、冰淇淋或是酒類，會讓咖啡熱量可觀。改喝義式濃縮咖啡或是不加糖的拿鐵、卡布奇諾，它們熱量比較低，你可以少加一匙糖或是佐以少量代醣來代替糖份攝取。

方式90、找回想減肥的心情

即使已經達成你想要的體重或是目標，卻也不能因此而開始回復往日不正確的飲食習慣，要永遠記得當你實行飲食節制計畫時的一些好習慣，因為它們不但是可以幫助你飲食均衡、維持體重，最重要的是那是一種健康的生活態度。

方式91、不要對自己太嚴苛

雖然說維持著減肥時要遵守的一些飲食方法及運動是必要的，但是也不用對自己太過嚴苛，比如說多吃了一口冰淇淋或是少喝了五百ＣＣ的水，只要不是常態，偶一為之也沒什麼大不了的。況且對自己太嚴厲會造成心理壓力，對減肥來講也不是件好事，最好的方式就是在輕鬆健康的心情下完成每天要攝取的營養及運動。

方式92、一切都是為了自己

記得你現在所做的一切都是為了自己，為了自己的健康、為了自己的好身材、為了自己的好氣色、為了提升自己的自信。因此也只有你自己知道為什麼要去做這麼多的事來達成你想要的目標，當你倦怠時記得，將來成功的果實都是為了美好的自己，那麼你就會更有信心的做下去。

方式

93、在對的時間吃東西

大家都有這種經驗，就是從早上開始忙著工作或是念書，然後突然驚覺已經是午餐時間。為了這個午餐時間，可能你並不是很餓，但你還是會把買來的午餐一口氣全部吃光光。其實你可以不用這麼做，大可以先吃半份午餐止止飢，等到午休時間過後，如果覺得餓再把剩下的半份吃掉。這種少量多餐的方法，比較可以控制食慾。

方式

94、喝冰水？

其實健康的飲水方法是喝溫水，但是在炎炎夏日或是剛運動完的時候，很多人都喜歡灌好幾口的冰水解解渴。其實這是很不好的習慣，因為身體體溫與冰水的落差太大，會造成心血管的負擔，所以記得無論何時喝水，都以溫水或是冷水為原則比較好。

方式 95、看名人傳記

讀一本你有興趣的中外名人傳記，傳記裡面當然是不會寫名人減肥的事情，但是閱讀這樣的書籍可以培養你正面的態度，讓你產生動力。如果也想像他們一樣，你勢必會越來越接近自己的成功目標。

方式 96、午睡

越來越多的醫學報告指出，每天適當的午睡可以降低心臟病發病機率，有益身體健康。因此每天若有二十分鐘左右的午睡時間，不但可以有效恢復精神，降低工作壓力，加上人在工作壓力提高的當下，也會想藉由吃東西來舒壓滿足。因此午睡也可以減少你吃進多餘零食的機會。

方式97、每天減少一百卡路里的攝取

如果你攝取超過三千五百卡的熱量，一年會增加大約四百五十公克；如果攝取超過三萬五千卡，一年會增加四．五公斤。所以只要每天減少一百克的熱量攝取，那麼一年就可以少四至五公斤，何樂不為呢！

方式98、如何每天減少一百卡路里

每天少吃一百卡路里來維持健康是很容易的，以下方法可供參考。

(1)每天少吃一片麵包。
(2)以低脂優格代替全脂優格。
(3)以一條臘腸代替兩條烤香腸。
(4)以吃兩顆柳橙代替兩杯柳橙汁。
(5)選擇低脂的沙拉醬代替美乃滋。

方式 99、注意周末的飲食

在周末跟三五好友去喝杯酒，或是找間餐廳享用美食聊聊近況，是很多人的周末行程。但是如果你正在減肥，這樣的約會其實可以選擇不參加。也許你可以有足夠的定力只去參加聚會，同時不吃會破壞減肥規定的餐點；若你沒有這樣的定力，那還不如就在家繼續控制你的飲食及運動，早日達到減肥目標。

方式 100、視覺上的顯瘦穿著

很多時候你是可以運用穿衣技巧來讓自己看起來更為修長、苗條：

(1) 穿著有跟的鞋子，讓小腿看起來更修長。
(2) 穿著及膝的洋裝或群子，有助於修飾腿型，讓身材看起來比較高挑。
(3) 可以選擇較挺的衣料，才不會讓像類似軟綢的布料包住你過胖的身材。
(4) 不要穿太緊身的衣服，突顯自己缺點。
(5) 不穿橫粗條紋的衣服，這會有擴大效果。

(6)穿著合身有修飾胸型及臀型的內衣，才有助外衣的呈現。

方式101、接受他人的讚美

當你開始要選擇健康的生活方式，擺脫肥胖時，基本上這就是一件很令人值得高興及讚許的態度。因此即使你尚未減肥成功，但是在這期間如果有任何人讚美你，就大方的接受吧，這不但會刺激你有更想進步並達成目標的動力，同時也可以增加自己的自信。

方式102、最低應攝取的熱量

減肥不光只是少吃東西而已，因為身體器官運作的關係，所以每天需要攝取基本的熱量以及有基礎的代謝量。女性每日最低應攝取一千兩百卡的熱量，而男性則是一千五百卡。如果少於這個數字，那麼身體健康就會受到影響，新陳代謝也會減緩，不要因為想減肥，就做傷害身體的事情。

方式 103、選擇食物要注意

購買食物最好挑選包裝上都有標示清楚內容及熱量表的食物，這可以方便你計算一天大約攝取多少熱量，像現在的便利商店或超市販售的熟食都有這樣的標示，可以多加利用。另外，即使寫著fat free字眼的食物，也要注意並不是多吃就不會胖喔！

方式 104、身體需要的營養

醣類、脂肪、蛋白質、維生素和礦物質是五大營養素，所以即使在減肥期間，每一種營養素都必須要攝取，不能因為想減肥就不吃澱粉或是不吃有油的食物。如此一來會對健康造成影響，二來這樣的飲食方法無法長久，日後復胖問題也較嚴重，總之飲食均衡是最重要的。

方式 105、減肥要注意的各項原則

飲食並不是影響體重的唯一因素，所以如果你想減肥的話，要試著去改變你的生活

方式，從運動、睡眠、生活習慣等方面一一下手，「多」管齊下，為減肥找出最快最有效的方法。

方式 106、慢慢的瘦

減肥不能一下減太多，這對身體都會造成負擔，所以大約以一週減掉一公斤上下是最健康的減肥速度。而且一開始想減肥時，不要好高騖遠地訂下類似一個月瘦十公斤這種目標，應該是訂出能夠確實有機會做到的數字，如此當你達成預定目標時，會給自己比較多的信心及動力繼續往減肥之路邁進。

方式 107、像紙片一樣瘦？

你不是明星，不需要上電視，不需要長期暴露在大眾媒體，所以不會有放大及被批評的困擾。當然也不是所有人都能夠有像模特兒那樣的身材，因此就連現在歐洲挑選模特兒，都已明定不選過瘦的模特兒登台，為的就是要矯正世界對「瘦」的一股歪風及定義。要記得你減肥是為了要有更健康的人生及生活態度才去做，而不是為了想像明星一樣瘦喔！

方式108、不需要比較

當你加入健身中心或是與朋友一起減肥時，不要存有跟他人比較的心態。每個人的體質不一樣，發胖因素也不盡相同，要減肥的方法自然就不可能一模一樣。因此減肥期間不要因為與他人比較，而影響你原先的減肥計畫，或是因此對你的營養師或教練產生不信任感及懷疑，這樣是不好的心態，對減肥也沒幫助。

方式109、真的很餓時

當你在正常用餐時間覺得很餓時，這是正常的情況，不要因為想減肥就勉強自己不按時吃東西，要知道這是身體正常汲取必需熱量的管道，等到你餓過頭了再吃，身體會加速吸收熱量以保護自己，同時你也會無法控制自己的食量了。

方式110、輕食

輕食就是指簡單的料理，也就是便餐、點心的意思，讓你可以有個七分飽。其飲食內容較注重健康概念，少油、少鹽、少調味料和多一些天然素材，因此像這樣的飲食概念，就十分符合想減肥的人。多以輕食代替油膩或是份量過多的主餐，來降低熱量的攝取。

方式111、不要把剩菜吃完

不要因為怕浪費就把餐桌上的剩菜勉強吃掉，當你吃完正餐時已經吸收了必須的熱量，多吃剩菜就是多增加熱量。養成這種習慣以後，會把胃口撐大，並習慣在餐桌上或冰箱裡找東西吃，無形間就增加了體重或者使減肥計畫受到影響。

方式 112、想減肥看過來

(1) 常吃芹菜對於高血壓患者和有肥胖問題者有不錯的防治效果。
(2) 少吃麵包及義大利麵等高澱粉食物。
(3) 辣的食物可以幫助燃燒脂防。
(4) 如果看到食品標示有「fat free」就表示是零熱量。
(5) 晚上不要吃宵夜。

方式 113、果汁不可以代替水果

三餐都是「老外」的人，如果每天要吃到足夠的新鮮水果攝取營養，花錢買水果也是一筆開銷。加上有些人懶得處理水果，也懶得將它裝在保鮮盒中帶出門上班，因此喝果汁似乎就變成是補充水果營養來源的最好方法。但是要提醒想減肥的人，果汁的營養並不能完全代替新鮮水果，因為正在減肥的人，光喝果汁是沒有辦法讓嘴巴產生令人滿足的咀嚼效果，加上喝完果汁可能會馬上產生想再吃別的東西的慾望。所以，以營養及瘦身的觀點來看，有機會還是多吃水果比較好。

方式114、不吃太多澱粉

很多人會發胖的原因，在於飲食的不均衡。通常，澱粉會轉化成熱量被身體吸收，讓自己的體脂肪增高，因此吃過多澱粉類的食物，不但沒辦法擋餓，也會易胖。例如有包餡的麵包、奶油起司培果、一大盤義大利麵、一大片比薩、米飯或麵條一大碗，這些東西無論你吃完那一樣，可能就已經攝取過多的澱粉了，何況如果照三餐吃，那麼對體重的殺傷力有多大，可想而知囉！

方式115、加速新陳代謝

如果你覺得自己並沒有吃太多，而且生活作息也都在正常範圍之內，但是你卻一直無故發胖或是只胖小腹，連節食也無法達到很好的效果，那麼你就要想到是自己的新陳代謝率降低了。尤其是女生過二十五歲之後，新陳代謝減緩，容易導致發胖，這時就要讓自己維持每週至少要有的二到三次運動，每次運動要滿半小時，刺激自己的代謝率，才有辦法燃燒到脂肪達到真正減肥的效果喔！

方式116、低卡的迷思

坊間有許多國外進口的低卡飲料及食物，但是低卡只代表熱量低或是用的糖是使用代糖，多吃對身體還是會產生負擔。不要因為是低卡就拚命吃，這類食品也許只是低熱量，但是鈉含量或是其他成份含量過高，多吃仍然對減肥有影響，所以購買時記得要看清楚每樣東西背後的成份標示喔！

方式117、宵夜就是宵夜

不論你再怎麼餓或是當天吃的東西很少，只要過了晚餐時間以後進食就是宵夜，意思就是熱量會囤積在你的身體裡，長期下來就會導致肥胖。所以當你晚上想吃東西時，盡量選清淡的蔬果或是一個小麵包淺嘗即止就好，因為即使吃的東西熱量再低，還是會對身材會有影響。

方式118、假期的飲食

放長假常有吃大餐的機會，所以假期的飲食也不可疏忽。記得少點一些酒精性的高熱量酒類及飲料，多吃一些蔬菜，而新鮮肉類可以多吃一些，好過吃太多澱粉類食物。當然在飯後可以來杯薄荷茶或是去油解膩的茶品，幫助消化。

方式119、假如想一日完成減肥任務

身體都有每天必需要的熱量，假若你為了快速減肥，把原先應該要一天攝取一千九百大卡的熱量改為一千大卡，這樣反而會造成負面影響。因為身體會有自我保護的能量，你大量減少熱量攝取，反而會讓身體百分百吸收你已吃進來的東西，對減肥並沒有很好的效果。

方式120、瀉藥

有的人會想用瀉藥減肥，特別是青少年。他們在乎過胖的身材但又沒有經濟能力去找比較好的方法，所以會去買瀉藥來吃，同時認為只要拉肚子就可以把肚子裡多餘的脂肪排出來。其實這完全是錯誤的觀念，這樣不但會造成脫水的情況，而且一旦藥性過了以後，只要你吃下東西就會被加速吸收，不但沒有達到減肥效果，還會對身體造成傷害。

方式121、十卡路里以下的零食。

(1) 無糖口香糖。
(2) 無糖果凍。
(3) 加奶不加糖的咖啡及茶品。
(4) 檸檬水。
(5) 無糖的氣泡式礦泉水。

(6) 強調零卡路里的飲品。
(7) 草本茶或水果茶。

方式
122、六十至八十卡路里的零食

(1) 二十顆葡萄。
(2) 三百克加了肉桂或辣粉口味的爆米花。
(3) 不加糖的拿鐵或卡布奇諾咖啡。
(4) 十顆草莓或是一大匙的優格。
(5) 番茄沙拉加少量麵包棒。

方式
123、一百一十至一百三十卡路里的零食

(1) 二十克的綜合堅果類零食。

(2) 五十克的乾燥水果。
(3) 一片全麥土司加一匙花生醬。
(4) 三根芹菜棒加三十克的低脂火腿。
(5) 一小碗的低脂優格。

方式124、細嚼慢嚥

吃東西時的速度太快本來就是一件危險的飲食方式，在快速吞食的同時，並沒有辦法讓你有咀嚼的滿足感，達到藉由吃東西來滿足食慾的慾望，因此吃東西吃很快的人，往往會不自覺地越吃越多，自然會讓食量變大，難以控制。因此吃東西多嚼幾下，不但有助消化，而這一個普通的小改變，也會讓想控制飲食的你有意想不到的效果喔！

方式125、減肥時要補充維他命

減肥時一定會因為飲食控制及運動，改變了你原來的生活作息。有些人體需要的營養會在這時候或多或少的因為飲食控制而忽略，因此你可以每天補充一顆綜合維他命。另外因為開始固定運動，也可以為自己補充一顆鈣片，讓自己更健康喔！

方式126、保持身材

可以把一些非常合身的衣服拿出來，當成提醒自己不要發胖的工具。以那些衣服的尺寸為目標，只要想大吃特吃時，就要記得吃完的後果就是會和這些漂亮又苗條的衣服越離越遙遠，使它們最後免不了成為資源回收品，或者送人，甚至上網拍賣一途。

方式127、懷孕期間不宜減肥

如果你懷孕了，就不要在懷孕期間減肥，要每天注意飲食均衡，一天大約攝取兩千卡的熱量，一直到你餵完母奶的時候都不要嘗試減肥。直到嬰兒斷奶後，可以自己從牛奶或其他副食品攝取所需的營養時，才開始考慮你的減肥計畫。

方式128、刷牙有助降低食慾

如果你覺得有點餓的時候，可以刷刷牙，如此嘴裡的薄荷味道會暫時抑制想吃東西的慾望，而且你也不會希望這時候吃的每樣東西都有殘留薄荷味道吧！

方式129、夜晚不喝酒

不要老是在下班後約朋友在夜店或PUB裡見面，酒類的熱量本身就很高，再加上晚上過度飲酒不但會變胖，也會讓自己在第二天上班時精神不濟。可以試著改約咖啡廳或是看場電影，長期下來你會發現做其他活動會比每晚泡在夜店的開銷要減少一些。

方式130、自己準備宵夜

常常要熬夜加班的人，可以試著自己準備宵夜，不要過度依賴路邊賣的零食或是餐點。外面賣的東西，很多都有重油或重鹹的可能。如果一定得要在晚餐之後吃東西，可以試著帶一些低卡的食物，例如牛奶加麥片，或是一顆茶葉蛋之類的東西來稍微止飢就好。當然如果你可以在熬夜期間做些簡單運動來代替吃宵夜，也是很好的方法。

方式131、不要說負面的話

不要常常說負面的詞語，例如：不可能、沒辦法、我不想……，你說越多這樣的話，就會越容易犯下要增加對別人說對不起、請你原諒我的機會。多用一些正面的語詞不但可以幫助提升人際關係，同時也會讓自己態度更為積極，好比說，如果你正在減肥，可以說你正在改變生活態度，想要讓自己有更加健康的人生。

方式132、少一吋的成功

如果你是因為飲食控制及運動而紮紮實實的瘦下一吋的腰圍或是臀圍，那麼代表你是真的減去了體脂肪，是真正的瘦下來，和用瀉藥或是斷食等方法只瘦下體重減少水分的情況不一樣，後者的復胖非常快速，前者只要你保持運動及飲食控制是可以一直維持下去的。

方式133、嬰兒肥

小孩子胖胖的樣子是大家都喜歡的，而身上這些肉肉可能會一直陪著你到青春期或者是二十歲左右。這樣的肉肉有時並不是真的胖，也許你的體重都在標準範圍之內，所以大家說這叫嬰兒肥。但是很多年輕的少男少女會因為這樣而十分介意，便胡亂減肥，這是不對的觀念。青少年因為正值發育時期，除非過重，才能依專業指示進行減肥，不然亂減肥很容易對身體造成傷害，同時還會影響發育。

方式134、不要因為減肥而拒吃某些食物

前陣子才有篇報導說一個女生因為要減肥，所以只吃水果而不吃其他東西，長期下來不但沒瘦身成功反而驟胖。其實水果糖份很高，每天只能吃兩至三份的量，而且應該要離正餐前後兩小時左右的時間再吃水果。所以要減肥的人一定要記得飲食均衡的重要觀念，多吃蛋白質及蔬菜，澱粉及水果還有油脂要適量攝取，不要因減肥而拒吃某些食物。

方式135、不要貪便宜而買過多食物

在逛超市或是跟菜販討價還價時，千萬不要因為多買一點東西會有不錯的折扣就因此心動而買了下來，雖然花的都是小錢，但是積少成多後就是大錢了。重點是你多買的這些食物，擺在冰箱中會是一個大問題，吃不完就丟棄的可能性很高，又或者你為了不想浪費，而讓自己多吃下這些食物，這可是讓你變胖的隱形殺手啊！

方式136、省小錢犒賞自己

可以替自己設定一個習慣，當你減掉一公斤的時候，視個人經濟情況為自己存下一筆小錢，也許是一百塊或是一千塊。當你達到了你的減肥目標時，就可以把存下的錢買個小禮物犒賞自己減肥期間的毅力與恆心。例如買件新衣服、做個舒服的按摩、拿來定存，都不失為一些好辦法喔！

方式137、不依靠藥物

坊間有太多廣告及通路在替有減肥瘦身效果的食品（藥品）做廣告，就算是到醫院去看減肥專科，配合醫師的叮囑而更改飲食及運動的習慣之外，也不免會搭配一些藥物。當你服用藥物期間看到瘦身成果良好的同時，要告訴自己如何在擺脫藥物之後，仍能靠良好的飲食及運動習慣維持現在的代謝量及體重，因為這才是真正的減肥成功。

方式138、不吃減肥藥

縱使有許多藥物強調無負作用，能夠幫助你減少食慾或是加速代謝，不然就是對清除宿便、調節身體機能有許多奇妙的效果。但是吃減肥藥即使能在短時間內瘦下來，復胖的速度也是讓你快到無法想像。加上在服用藥物期間視個人體質，多少會有心悸、噁心、手腳不自覺發抖等情況，而且藥物長期堆積在體內無法排除，日積月累一定會對身體造成負擔。

方式139、減肥成功的徵兆

你會從一些生活的小細節中發現自己瘦了，例如：

(1)「衣帶漸寬終不悔。」對於減肥者而言，沒有一件事比發現衣服變鬆了更加令人欣喜。

(2)覺得自己好像氣色變好了，步伐及心情自然而然變得較為輕鬆。

(3) 得到許多的讚美。
(4) 你運動的體能越來越好。

方式140、美好的假期

如果你正在進行減肥的期間有個假期，就好好的去玩吧。這時候就不要把減掉體重當成假期的重點，你只要享受該享受的，記得維持住體重就可以了，等你假期結束，恢復正常的生活模式後，再慢慢的與減肥對抗下去。

方式141、持續保持體重

減肥成功之後最怕的事情就是復胖，要維持住體重不外乎以下幾點：

(1) 保持減肥期間的運動量，不斷提升身體的代謝率。
(2) 多喝水幫助代謝。
(3) 飲食仍然要注意，不可天天大魚大肉。

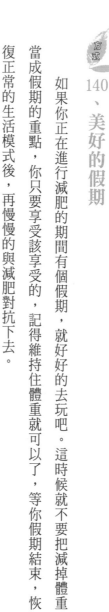

方式142、聽醫生的建議

會導致身體出現老毛病或是舊疾的原因，肥胖是其中之一。如果你為這問題所苦，記得要去找醫生諮詢。醫生通常會建議你，其實有許多問題都是由於過胖而引起，減肥會讓身體減輕許多負擔，因此坐而言不如起而行。

第2篇　愛生活就是積極的運動與健身

方式143、永遠都不會太晚

永遠不要把年紀當成藉口，覺得自己年紀太大或是還年輕，所以不適合運動。運動是沒有分年齡的，每個階段都會有適合自己的運動，而每種運動都對身體有幫助。如果你已意識到這個觀念，那麼就跟著這樣的信念持續邁進，因為運動會帶領你走上健康之道。

方式144、計畫減肥的目標與方法

把你運動的目標做成筆記，而這個目標及實行運動的計畫，是要明確且確信自己是可以辦得到的。如果你運動的目標是想減肥，那麼記得再多做一份飲食控制的計畫，因為運動及節食是瘦身的不二法門。

方式145、一天當中的運動好時機

通常一天的運動量要有三十分鐘左右才比較會達到效果，因此一天當中什麼時候最適合運動呢？如果你一天當中，實在沒辦法確定有剛好三十分鐘的空檔，那麼運動就可以分次進行。第一次可以在剛起床的時候；第二次可以在午餐的時間；第三次可以選在傍晚時分進行。

方式146、免費的健身方法

試著把車停遠一點的地方，增加自己走路運動的機會；把搖控器收起來，這樣每當你想轉台時只好走到電視機前面去。與其一直停留在空想要做什麼樣的運動好，還不如先把懶惰的習慣改掉一些，無形之中就增加免費運動的機會了。

方式147、參加健身房前的需知

在你要加入健身房會員或是購買該地方的票券時，要先注意：

(1) 地點最好是接近你的住家或是工作場所。

(2) 運動或是授課時間是否可以配合你的時間。
(3) 該地的工作人員是否具有專業及服務的態度。
(4) 健身器材的新舊與種類。
(5) 場地是否通風明亮。
(6) 不是每個健身房都有游泳池，所以要考慮游泳池是否對你很重要。
(7) 課程的多元化與否。
(8) 收費是否合理及符合你的經濟能力。

方式148、延續健身熱誠

可能當你加入了健身房的會員或是買了上課票券，運動了一段時間之後，就會產生倦怠感，你會覺得累或是沒有動力再保持這樣的運動習慣。為了預防你失去了運動的熱情，記得一開始就不要給自己太高的期許或是壓力，比如說預設自己一定要減掉多少公斤，或是一下子就花很多錢買了會員證，企圖用錢逼自己運動。永遠要記得一個道理，先會走再開始跑，因此是要逐步的建立你的運動習慣，過與不及都是不好的。

方式 149、了解各項健身器材

當健身房的人員在向你介紹各器材如何使用及其功能時，記得要注意聽或者做筆記，這會讓你了解怎麼使用它們，以及為什麼你要去使用這些器材來達成鍛鍊身材的目標。

方式 150、運動專用袋

愛運動的人其實都會有自己的運動專用袋，這個包包裡面可以放著：

(1) 水。
(2) 會員證或票券。
(3) 襪子及運動服。
(4) 防汗帶（可以綁在頭上止汗）。
(5) 大毛巾（健身後沐浴完使用）。
(6) 盥洗用品。

(7)MP3、MP4或i-pod。
(8)計步器。
(9)一套簡單的外出服（方便回家時穿）。

方式151、健身房禮儀

(1)穿著適當的運動服，不要打赤膊，也許你對自己的腹肌或身材很自豪，但別人不一定想看。
(2)使用過器材之後可以順手擦一擦，拭去你的汗水。
(3)不要霸佔同一個器材太久，通常一個器材使用的時間是二十分鐘。
(4)不要將你的音樂開得太大聲，即使隔著耳機，別人還是聽得到，更不要唱出聲來。
(5)要適度不讓自己運動後喘氣太過大聲，這會影響其他會員。
(6)要使用不熟悉的器材時，先詢問一下工作人員，以免損害器材或是弄傷自己。

方式152、暖身運動一

暖身是任何訓練活動或運動比賽的前奏。一個完整的暖身程序，可以為運動員做好訓練或比賽時的生理機能準備。一個健全暖身運動的時間安排與適當執行，對改善運動員的表現有絕對的幫助。暖身可以藉由跑步練習來改變體溫、增加彈性。

方式153、暖身運動二

做暖身運動時，生理機能會產生以下變化：

(1) 肌肉溫度增加。
(2) 肌肉收縮速度與收縮力增加。
(3) 因耐黏性降低而增加的肌肉效率，使營養素供應較佳，並排除體內廢物，增加新陳代謝效率。
(4) 增加對中性刺激物的快速反應。
(5) 改善協調性。

(6)心臟呼吸系統的效率增加，包括強化血紅素中氧氣的結合、改善有氧新陳代謝、增加肺的血流量、增加組織中的氧氣交換（因為血紅素在溫度較高時，會提供較多氧氣）。

方式 154、伸展

伸展運動可以增加柔軟度，排除肌肉中的乳酸同時舒緩肌肉痠痛，是運動完之後很重要的一個步驟。很多人只注意運動本身的內容，卻忽略運動前後所需要的伸展步驟，其實每樣步驟做確實，都是幫助運動效果事半功倍以及保護身體不受運動傷害的不二法門。

方式 155、私人教練

私人教練扮演的角色不只一種，除了是教練之外，還是老師、榜樣、動機及勵志的指標。因此如果經濟許可的話，有自己的私人教練會對你的運動鍛練有顯著的效果。因為一對一的定期見面與訓練，會讓你找不到偷懶的藉口，同時教練也會看你運動及減肥的情況，給予你適時的意見。私人教練會根據你的狀態，為你量身訂做最適合你體能的運動，以及如何藉由運動來保持勻稱體態的方法。

方式156、建立自己的健身方法

不論是在室內或室外運動，或是那一種運動，最重要的是你建立了自己固定運動的習慣，就是件十分可喜的事。如果你有自己的一套運動規律，有時也可以嘗試換種不同的花樣，讓你身體可以接受不同的運動訓練。當然，這只是一個建議，重點是要記得保持運動。

方式157、家庭健身房

可以把家裡當成健身房，在家運動的好處有：

(1)為自己訂下運動的日程表。
(2)不會有同儕的壓力。
(3)省下健身房的會員費。
(4)無論冷天熱天、晴天雨天都適合在家運動。
(5)有私密性及絕對的方便性。

方式

158、如何在家庭健身房及專業健身房中做選擇

如果你煩惱要在家運動或是到健身房去的話，可以從以下幾點考量：

(1)假如你是個很懶的人，那麼別省錢，到健身房去報到吧！至少固定的課程或是有同伴及教練的因素，會讓你產生動力固定去報到。

(2)假如你有金錢考量，健身房的會費或是票券的確也是一筆開銷，如果你還算自律，把錢省下，買幾張健身ＤＶＤ在家，應該也是會有不錯的效果。

(3)如果你需要有外界的批評與鼓勵才能促使你進步快速的話，還是到健身房去吧！有同伴的運動怎麼說都還是會有不錯的幫助。

方式159、居家運動守則

在家運動不需要有什麼特殊的運動設備，像是啞鈴這樣的運動，你都可以用兩個裝滿水的礦泉水瓶子來代替。不過記得不要做過度激烈的運動。如果你曾經有某些宿疾，想要試著在家運動之前，記得先去向醫生諮詢，請他給你適合那些運動的建議。

方式160、找朋友一起運動

找朋友一起運動的效果會比自己一人單獨運動來得大，同伴之間的情誼會讓你比較容易產生動力一起去運動，比起自己一人努力去戰勝運動的決心來得輕鬆得多，因此若有人一起去運動，運動的時間也會持續同時比較長久。而一段時間後，如果看到一起運動的同伴，在健康狀況的改善或是瘦身上有顯著的成效，這些都是會激起自己更想努力下去運動的動力之一。

方式
161、團體運動

某些運動就是需要團體來進行，所以當你想以這種運動做為健身的方法時，三不五時的到家裡附近的籃球場或是公園，看看有無已經玩在一起的一群人，詢問讓你加入他們行列的意願。你大可大方地加入玩個一兩場，看看自己是否可以和其他人玩在一起，進而培養自己跟他們的默契，那麼你就順利的找到許多運動夥伴囉！

方式
162、走路也是運動

走路是一種最普遍的運動，它不需要特別的環境，但是卻需要一雙好鞋子陪你走下去。可以選擇一段路徑，一方面找你可以看到一些喜歡景色的路線，二方面是有上坡、下坡的路段，一趟路走下來，這是一種最沒有壓力又可以鍛鍊身體的走路運動。

方式163、計步器

有些計步器只是單純的記錄你一天走了多少步，但是比較進步的計步器可以順便記錄你已燃燒了多少熱量。假設每天你攝取的熱量超過三百卡，那麼每天就需要走一萬步來抵消過多的熱量，這個運動是需要循序漸近的，所以帶著計步器，也可以培養你走路的習慣。

方式164、跑步機的使用

室外跑步雖然熱量消耗得比較快，但是使用跑步機運動一小時也可以消耗約三百五十卡的熱量。跑步機最大的好處是它可以吸收腳的衝擊力，對關節的保護比較好。不過前提是要使用好一點的跑步機，因為避震效果較佳，對保護關節才有正面作用。傍晚到睡前是較佳的運動時間，每次約三十分鐘，一週約二至三次。

方式165、冬季的運動

太極拳、皮拉提斯、有氧操這三種都是適合女性在冬季時所做的運動。太極拳講究沉靜自然，對於紓解精神緊張，提高精神對環境的適應能力都具有特殊的功效。它同時能促進內臟的蠕動，提高內臟的功能。皮拉提斯適合任何年齡層，特別是缺少運動、長時間接觸電腦的上班族。有氧操的優點在於能鍛鍊心、肺，使心血管系統更有效、快速地把氧輸送到身體的每個部位。不過這些運動多在室內，要記得不要因為冬天氣溫低就把門窗緊閉，要隨時注意通風，保持空氣暢通，才不會呼吸到過多的二氧化碳。

方式166、冬季的慢跑

冬天在寒冷的戶外跑步，其燃燒熱量的效果比在家踩腳踏車健身器材有效得多，這是因為身體會自然想產生更多熱量來保護自己，所以戶外跑步勢必會比室內運動來得辛苦，但是記得不要在攝氏零度以下的低溫進行戶外運動。

方式167、冬季戶外運動建議

常常看到即使是在冬天，仍有人穿著短袖衣物在戶外跑步、運動，其實長期下來這會對身體造成傷害。因此除了不宜在氣溫過低時到戶外運動，冬季運動要注意穿戴保暖的衣物再進行。因為冬天身體散熱快，長袖長褲是一定要的，對有些身體比較弱的人而言，有必要再戴上帽子。若體溫太低，會容易造成肌肉和關節的損傷。

方式168、滑雪

滑雪一小時可以消耗約六百卡的熱量，台灣因為平地不會下雪，所以滑雪運動不盛行，但還是有很多人會選擇出國滑雪度假。如果雪地出太陽，要記得戴上墨鏡及注意雪地的防曬，小心被太陽的反射光灼傷而傷害到眼睛和皮膚。

方式169、溜冰、直排輪

溜冰或玩直排輪一小時可以消耗約三百五十卡的熱量，同時享受速度的快感，也可以矯正走路內八的習慣。另外，這兩種運動常常會用到頭腦，所以反應也會變了比較快。跟滑雪一樣，運動者會得到良好的平衡及身體的敏銳度。

方式170、游泳

游泳一小時可以消耗約五百五十卡的熱量，利用水中的浮力，還可以幫助運動者鍛鍊缺乏運動的部位，同時也可以增加心肺功能。也是因為這些特色，所以適合長者與孕婦一起參與，是一種既溫和同時又可以運動到全身部位的一項健康運動。而且它較不易使肌肉與關節受傷，保持游泳習慣的人，皮膚也會比較有彈性及光澤喔。

方式171、棒球與足球

在台灣，棒球一直都是十分興盛的運動，從職棒到近年在國際體壇上發光發熱的王建民及郭泓志，都讓台灣民眾對於棒球運動寄予無限的想像及希望。而足球也是近年來受到民眾熱烈關注的運動之一。如果你喜歡棒球或是足球這種團體運動，可以號召一些志同道合的夥伴，自己組成一支球隊，並且附近適合做足球或棒球練習的場地預約，也許是體育場、學校的操場或是附近的公園草地，進行固定的練習。如此不但可以滿足對這些球類運動的喜愛，同時也可以聯繫朋友同好間的情誼。當然足球與棒球運動的好處也多多，不過要記得做好熱身運動及穿戴適合的運動衣及戴上護膝，以免造成運動傷害。

方式172、打網球

打網球可以訓練人的耐力，還可以訓練動態視力、手眼協調能力、反應速度等。此外在腰力、臂力、折返速度上也都會有一定的幫助。另外，打網球還有一種附加的好處就是增加社交圈，以球會友。

方式 173、高爾夫練習場

如果你想消磨假期做做運動，但恰巧又碰上下雨天，到室內高爾夫球練習場是個不錯的點子。這個既不用花大把銀子加入會員的運動，同時在兩個小時的練習中，就可以消耗掉約四百卡的熱量，實在是一種便宜又有效的運動。如果你打出興趣來，還可呼朋引伴一起鍛鍊球技。

方式 174、進階運動

如果你已經有運動的習慣，並且想要再突破自己的運動方式，增加心肺功能，可以去找一些增氧運動。例如：拳擊、階梯有氧等，這些都是進一步提升心肺功能的不錯方法。你可以試著嘗試新的運動，加入他們下一期的課程，心動不如行動！

方式 175、保護你的雙腳

視你運動的種類來選一雙適合的運動鞋，並且穿上純棉吸汗的運動襪，以便保護你的雙腳。並且記得如果在室內運動的話，鞋底要保持乾淨，這是禮貌之一。每六個月左右可以更換你的運動方法或是教練，讓你的體能有突破性的進步。

方式176、健身DVD

買幾張適合自己喜好的健身ＤＶＤ，既可在家運動又是一種便宜又省事的方法。而且如果有不會的地方，你可以隨心所欲的不斷按重播鍵再次學習，也不用怕別人笑。不過記得如果是在家看瑜伽、有氧運動或皮拉提斯等類型的ＤＶＤ時，要替自己買張專用的墊子，以保護自己的脊椎及運動的安全。

方式177、美帶子

坊間流行的窈窕美帶子可活絡氣血，趕走運動後身體肌肉所產生的乳酸，以減少疲勞，放鬆頸部、肩膀、背部及小腿肌肉等功用。對瘦身來說，窈窕美帶子主要功能是用於雕塑身材，而不是減輕體重。

方式178、健身球

健身球具有降血壓、健腦、促進睡眠和食慾，以及增強體力等作用。它也有助於訓練手部的肌肉協調度，所以如果到健身房運動時，也可記得向教練詢問如何用健身球來達到想要的運動效果。從傳統醫學的經絡學說來看，在手掌中玩健身球時，球的滾動正好對三條經絡及有關穴位發生良好的刺激作用，藉此達到疏通經絡，調氣活血的功效。練健身球可一日使用數次，當你一邊看電視，一邊就可做健身球運動，每次約二十到三十分鐘，同時也可以矯正看電視的不良坐姿。

方式179、多走一些吧

有一句話說：「人的老化由雙腿開始，鍛練雙腿可以預防衰老。」因此走路是最適合男女老少的一種運動方式。如果覺得自己是個缺乏運動的上班族，可以走路就不要開車或騎摩托車，強迫自己每天上下班的時間成為自己的運動時間。又或著是可以提前一站下車，多走一段路到達目的地。這些都是省錢又可以多走路的方法，當然對健身都是有不錯幫助的。

方式180、多爬樓梯

爬樓梯的登高運動是個有效率且方便的有氧運動，每天能夠挪出兩分鐘來爬樓梯，持之以恆，對於整體體能和健康的指數就會有明顯的提昇，而對於降低膽固醇也有很大的好處。爬樓梯是隨時都可以做的一項運動，而且也是最省錢的。不過要注意的是最好要依個人的心肺耐力，調整爬樓梯的速度，另外肥胖者或是五十歲以上的老人，或者腿部及關節有問題者就要避免這種運動！

方式181、腳踏車代步

騎腳踏車是一種預防心血管疾病最好的運動之一，同時又可以消耗大量的卡路里。

它可以鍛練你的大腿及臀部，同時伸展肌肉與關節。不過騎腳踏車也要注意安全，除了盡量選有腳踏車專用道的地方進行之外，戴上腳踏車專用的頭盔也是很必要的喔！

方式182、勞動同時做運動

如果你被家事和工作纏身，實在騰不出時間，就不需要一定要每天花一兩個小時到健身房運動。你可以用走路代替開車；以爬樓梯代替坐電梯；自己動手修剪花木或是打掃房子來代替花錢請人做。這些不但省錢又可健身並兼顧到家人，一舉數得！

方式183、做家事也是一種運動

找個假日拿起吸塵器來清理你的環境，彎著腰把家中大小角落的灰塵吸一遍；拿起熨斗把好久沒整理的衣服整燙一下，也許再洗洗窗戶，讓房間徹底的窗明几淨，這些家事不但可以讓你有乾淨的生活空間，同時也會運動到你的臀部及手臂，一舉兩得。

方式 184、當園丁勞動

當一個小時的園丁，整理自家的花園或草皮，至少可以消耗三百卡的熱量，而且這同樣是個可以紓解壓力及讓血壓降低的好方法。用不疾不徐的速度，按部就班的去完成園藝的工作，這樣就自然可以運動到你身體的每個部位，又可美化居家環境，是不是相當一舉兩得呢！

方式 185、聽音樂做運動

把你喜歡的歌都收在自己的MP3、MP4或是i-pod裡面，帶著它們一起到健身房運動，可以隨著你運動的項目將音樂設定在適合的曲目當中，它將會為你的運動帶來更多的樂趣。就算是一個人到健身房去，運動再也不會是一項枯燥乏味的行程了。

方式 186、不要邊講手機邊運動

很多人有邊講手機邊走路的習慣，這個動作長期下來會造成脖子姿勢不良而引起痠痛。現在有藍芽耳機出現後，更有人會邊運動邊講手機，然而運動時你需要有正確的吐納調節，因此講話會讓你有上氣不接下氣的感覺，或是造成輕微的頭暈症狀。所以建議運動時要保持心境單純，心情平靜，呼吸順暢，這樣運動效果才會好。

方式187、運動過度的警訊

運動固然好處多多，但也要顧慮到量的問題：

(1) 有無因為運動過度而產生暈眩或是頭痛的情況。
(2) 肌肉痠痛。
(3) 食慾減低。
(4) 容易生病或無法根治又再度被傳染。

如果你有以上的情況，就代表你可能有運動過度的問題，要檢視一下是否應該修改運動的計畫了。

方式 188、適量運動適量休息

其實不需要強迫自己每天都要運動，一般來說一星期能有二到三次的運動量其實已經足夠了。但記得在不運動的時候，就別在那個該運動的時間大吃特吃。可以試著列出一周的運動表，試著每隔兩到三天交替的做不同運動。

方式 189、一定要記得暖身

在開始做運動之前一定要記得暖身，讓大量氧氣進入身體，避免運動傷害，也許是十分鐘的慢走或是一些簡單的拉筋操，這些都可以保護肌肉不受傷害。當你在運動前都有秉持著先暖身，然後進行運動、漸緩、伸展等步驟，那麼運動後的肌肉痠痛，就比較不容易找上你的身體了。

方式 190、流汗

脂肪並不會隨著流汗而排出來，所以當你運動時，沒有看到汗如雨下的情況，不用覺得擔心，因為這並不代表說你沒有消耗到熱量，反而是要記得在運動期間，繼續適時的補充水分，以補足你流失的汗水。

方式191、運動與喝水

在運動前、運動期間、運動後都記得補充水份。大量運動後會流失掉許多水分，可以每二十分鐘左右補充約三百ＣＣ的水，以避免有脫水現象發生，所以不要等到真的口乾舌燥時才記得去喝水喔！

方式192、運動飲料

運動飲料是受歡迎的飲品，但建議如果沒有運動的人就不該隨便喝運動飲料。運動飲料含有鈉離子，只適合大量流汗後補充，否則可能帶給腎臟負擔。持續一個小時以上的激烈運動才適合補充運動飲料，而且喝的時候要記得避免喝冰的，否則會刺激呼吸及消化系統，同時可以加水稀釋，以減少攝取過多的糖分。

方式193、飲食與運動搭配

飲食與運動搭配的方法如下：

(1) 如果你在早晨運動，那麼便要選一些輕食類的早餐。例如：全麥土司或是小碗的牛奶加玉米片。

(2) 吃完正餐後至少要等一小時再開始運動。

(3) 在運動期間及結束運動之後，要攝取足夠的水分。

(4) 在運動當中可以補充一點食物，像是香蕉或是優格都是不錯的選擇。

方式194、建立自己運動的數據

你一次可以做幾個伏地挺身，又或是可以連續搖幾下呼拉圈不掉下來；一次可以在兩百公尺的操場跑幾圈……。這些都是你個人運動的記錄與數據，你可以試著把這些跟運動相關的數據記下來，讓自己了解運動之後的個人體能狀況，有助於更加了解自己的身體。

方式195、重量訓練

重量訓練屬於無氧運動，主要對肌肉力量、肌肉耐力、持久力和爆發力等進行訓練。一旦提升了肌力耐力，相對的就可以朝增加重量及增加訓練次數來提高訓練目標。所以依你自己的感覺，做到肌肉會痠為止，但不要超過太多，不然會變運動傷害喔！

方式196、如何增重

如果你想要增加體重，還是一樣要攝取健康的營養，多吃高蛋白質、高熱量食物是增重的不二法門。少量多餐、餐後適時補充幫助消化的木瓜酵素或綜合酵素，以增加食物的消化吸收利用率。成功的增重可以讓你增加肌肉，每累積五千五百大卡的多餘熱量，理論上，可望增加一公斤的肌肉。如果你還是持續的攝取增重的營養，但已無法再增加體重時，那麼就要回復一般、正常的飲食，以免無法增加所想要的肌肉，反而攝取過多熱量。

方式 197、不要當小腹婆

肥大的小腹是許多女性的困擾，尤其是過了二十五歲新陳代謝下降後，久坐的上班族就格外會屯積腹部的脂肪。此時如果穿稍緊的衣服或是低腰的褲子，肚子上的游泳圈便顯露無遺。尤其坐下來看見一圈一圈的肥肉，更是令人頭痛。按摩腹部有助於讓脂肪變軟，而飲食均衡加上多喝水，保持每天排便順暢，並做皮拉提斯、肚皮舞，還有印度舞等運動，都是讓小腹消失的好方法喔！

方式 198、Bye Bye袖

夏天穿上背心或小可愛展現熱情風采，是一件多麼令人期待的事。不過你如果有一雙粗大的手臂，那麼整個夏天就會想辦法把它藏起來，這是多麼令人痛苦啊。通常手臂會粗大，或是有一般人俗稱的Bye Bye袖，有可能是因為飲食不均衡，或是代謝不順造成的水腫而形成，因此少吃多運動，是所有瘦身健體的最佳辦法。另外，可以藉由學習舞蹈來達成消除Bye Bye袖的困擾，不論那一種舞蹈都有許多動作可以修飾到手臂，並有助於健美體態的作用。

方式199、如何瘦臉

每個人都想要有像明星一樣的巴掌臉。的確，小臉也比較上相，就算身體稍微胖的人，只要臉小，旁人也不會立即看出來。如果你是屬於脂肪性肥胖的人，減肥時，一般大約要減個五至八公斤才會看出有瘦到臉的效果。因此平時多注意幾個小撇步，有助於當個小臉美人。一是可以多喝薏仁水，薏仁不但可以美白也可以消水腫；二是在洗完澡後多按摩臉部，持之以恆，每天約按個十分鐘，通常會有不錯的成效。

方式 200、如何瘦臀部

東方女性多數都呈現出如水梨型的下半身肥胖身材，因此要擁有翹挺、圓潤、結實的美臀，是許多人夢寐以求的。要有圓翹的臀部，在飲食上要少吃動物性脂肪，多攝取海鮮、豆類這類以蛋白質為主的食物為佳；另一方面不要吃太鹹，因為鈉會減少鉀的吸收，同時要多吃蔬菜水果。相信注重飲食的均衡，你能瘦下的將不是只有臀部而已喔！

方式 201、下半身的運動

雙腿往下蹲，做弓箭步的姿勢，或做半蹲動作時，要特別注意不要使膝關節的位置超過腳尖。弓箭步動作類似半蹲，單腳向前跨出，呈現前弓後箭的動作。這兩種動作可以運動到下半身，並且修飾到你的小腿、臀部等部位。

方式202、弓箭步

弓箭步是一種free weight運動，其動作類似半蹲，是單腳向前跨出而呈前弓後箭的動作。弓箭步屬於拉筋和暖身運動，通常都是在運動前做，防止運動時腳筋拉傷。

方式203、半蹲式

站立，微蹲，再站起來這種半蹲式運動是最簡易，可以隨時隨地在家做的運動，它可以訓練你的肌耐力。但是因為沒什麼變化，所以可以邊聽音樂邊做，再配合其他動作的運動，達到健身的目的。

方式204、膝蓋運動

有兩點要注意，一是不要選擇過硬的地板。躺在上面，進行空中腳踏車式的膝關節屈伸運動。二是雙腿微曲，兩腳打開站立，與肩同寬，兩手抱肘。腳尖點地，雙臂伸直平舉。記住不需要太勉強自己過份下彎，任何運動都是適度即可。

方式 205、肩膀運動

長期看電視或電腦，容易引起肩膀痠痛，這時可以試著將雙腿併直併攏，踏在地板上，挺直腰背，將雙臂向外方伸直，開始慢慢的向前畫圈，運動你肩膀的部份。做四到八個八拍之後，可以反方向畫圈，如此重覆做個五分鐘的簡單運動。

方式 206、健康操

讓工作場所變得更健康的風氣，已成為各國家廣大上班族的必修功課之一。其實不光是上班族，學生們也因為長期接觸電腦與電視的比例大幅增加，讓缺乏運動幾乎成為全民的一種通病。有鑑於此，近年來常可見到各機關、學校有健康操的比賽與練習。健康操不需要換運動服或是特別準備器材，只需利用午休或課後十分鐘的時間，聽著音樂或是看著專業人員幾次簡單的講解，每個人都可以很容易的上手，做完運動又可立刻回到原先的崗位上，是十分簡易又方便的運動之一。

方式207、赤腳的好處

越來越多的國家重視適度赤腳的好處。讓鞋子保護腳部多年的我們，偶爾也應該讓它踏在最原始、自然的土地上。經常地赤腳活動，可使腳底肌肉群反復受到摩擦，有利於腳部以至全身的血液循環和新陳代謝，促進神經和內分泌的調節功能，提高大腦思維的靈敏度和記憶力。值得注意的是，赤腳走路要選擇路面較直且平坦、乾淨，以軟硬適中的沙土質地為宜，以防足底被尖銳的利物刺傷。在野外，應選擇較乾淨的路面在上面做赤腳訓練，這也可以防止泥土的污染。

方式208、擁有一雙美腿

如果你對腿部線條感到不滿意，通常會為如何瘦腿而困擾，因為要局部塑身是有一定的難度。但若在減肥期間想特別擁有一雙如名模般的白皙傲人美腿，就可以同時以運動、持續按摩及飲食控制的方式，來雙效達到你想要的效果。

方式209、如何擁有一雙美腿，膝蓋篇

擁有白皙美腿的首要任務是趕走膝蓋處的贅肉，讓該處肌膚光滑緊實。如果這裡有多餘的脂肪，會使雙腿顯得又短又粗。此外，有些人膝蓋處本來沒有脂肪，但後來又有了，這主要是長期使雙腿處於不良姿勢所造成的，如果糾正及時，是可以得到改善的。多做腿部拉伸運動如壓腿、踢腿及按摩，會有不錯的效果。

方式210、如何擁有一雙美腿，腳踝篇

腳踝處比較纖細，容易讓人感覺到腿部比較纖細。有些人不胖但是腳踝較粗，有可能是因為飲食時習慣較重口味，所攝取的食物鹽分、油分過高，使身體循環欠佳，引

起腿部浮腫。如果再加上長期缺乏運動，腳踝處就容易產生脂肪堆積，形成粗腳踝。通常，泡泡熱水，再加上多按摩和多做腳踝上下移動的簡易運動，可有助腳踝變纖細。

方式211、如何擁有一雙美腿，小腿篇

如果小腿肚最肥大的地方位置較高，腿就會顯得修長纖細。腿是否修長好看關鍵在於腿肚最肥大部位位置的高低。在做瘦小腿運動時還要注意放鬆腿肚處肌肉，避免硬化。游泳、瑜伽、皮拉提斯和印度舞等運動對修飾腿部線條都有不錯的效果，前題是要持之以恆。

方式212、來跳舞吧

跳舞是一種不論男女老幼都能從中獲得快樂及莫大幫助的一項運動。只要你能一周固定跳舞二至三次，每次不少於半小時的話，你會發現跳舞帶來的好處有：

(1) 增強心肺功能、促進血液循環。
(2) 減低骨質疏鬆的機會。
(3) 增加關節的靈活性和柔軟度。
(4) 消耗熱量，維持適當的體重。
(5) 增進與家人或是自己的交友圈情誼。

方式

213、韻律舞

跳韻律舞或是進行較激烈的運動之前，前半個小時最好不要吃東西，以免使腸胃不適。另外，初學者也要視自己能力所及，衡量自我的體能來注意每個動作的節拍與呼吸調節。利用韻律舞動作的反覆與快慢，配合肌肉的使力度，達到全身的柔軟與協調性。跳舞時最好穿件可吸汗的衣服，並且穿上乾淨的運動鞋（在室內運動的禮儀），不可以赤腳跳舞，以免受傷。

方式214、國標舞

國際標準舞起源於十八世紀的歐洲，後來漸漸流傳至美國及世界各地，並逐漸摻雜了各種不同跳法。十九世紀末，英國皇家舞蹈教師協會為了統一跳法，特別將原有的社交舞加以整理，公佈標準跳法，進而蛻變成為目前所謂的國際標準舞。跳國標舞可以塑身，可以讓腰纖細，臀部看起來也會比較有曲線。通常，學舞的人體態都會變得優美，在練舞的潛移默化中，也會矯正你的站姿或坐姿，同時也可以讓腳的肌耐力更好。

方式215、肚皮舞

肚皮舞的阿拉伯原名為Raks Sharki，意指東方之舞。美國人將法文Danse Du Ventre，直譯成英文「The Dance of The stomach」，翻成Belly Dance。肚皮舞是中東、中亞、埃及的古老的傳統舞蹈，早在三千五百年前的埃及古壁畫中，就有類似肚皮舞的運動。而現在坊間流行的肚皮舞健身運動，便是將這個中東地區的傳統舞蹈融合異國曲風，藉由歌曲節奏和肢體的柔魅擺動，達到瘦身及美化身體曲線的功效。

方式

216、印度有氧

印度有氧是目前在台灣發光發熱，受人歡迎的運動。結合有氧運動的踏步動作與印度古典婆羅多舞的手勢，達到符合簡單易學的主要精神。既可擁有hi-lo的動感與流汗的感覺，又可以從中學習到令人著迷的印度異國元素，加上它在動作上比一般的有氧舞蹈來得更有迷人風情，不但可以達到瘦身效果，更可以從中體會到印度式情境，將本來需要有許多基本功的古典婆羅多舞化繁為簡，是初學者也能輕易上手的一種好運動。

方式

217、瑜伽時光

所謂的瑜伽，其實是梵語YOGA的譯音，藉由身體、心靈的契合，達到身心修練的目的，是印度古老的修練方式，歷史超過兩千五年以上。瑜伽真正的健康效益，是來自於放鬆，是一種藉由調整呼吸，以身體姿勢達到全身平衡，恢復身體自癒能力的訓練。瑜伽的深呼吸有助集中注意力，完整均衡的收縮、伸展動作，則可訓練全身肌肉與關節彈性。多年來，不論中外，早就在時尚健身圈中成為最多人喜歡的健身運動之一。

方式218、皮拉提斯

起源於德國已發展有八十年的皮拉提斯，注重肌肉伸展和呼吸結合，主要訓練人體核心肌群，也就是丹田。皮拉提斯鍛鍊的是較深層的肌肉，不是表面大肌群，所以不會壯大肌肉，反而讓線條變得更纖細修長。此外，還可以訓練平衡力，同時可抗老化、矯正脊椎側彎、改善自律神經失調、預防靜脈曲張等多種好處。在目前時尚的運動項目中，皮拉提斯一直深受歡迎。

方式219、阿育吠陀療法

世界正掀起印度風，在體驗印度傳統風情與時尚衣著打扮的同時，印度古老的醫療養生觀念也正在世界掀起熱潮。阿育吠陀（Ayurveda）是一種傳統的印度醫學，它利用冥想，草藥和食物，來達到身體能量的平衡。阿育吠陀相信，身體的不平衡是由不適當的飲食和作息所致，因此調控自己的飲食及生活作息，是讓自己遠離疾病的方法。阿育吠陀不僅利用天然草藥，更配合食療、瑜珈、冥想等方式，對偏頭痛、憂鬱症、失眠、慢性病等現代文明病特別有效。目前國人多數都是前往印度或是峇里島等地去享受此種療法，但前不久台灣有也已引進這種堪稱有頂級療法的SPA。

方式220、利用假期去探索你的潛能

世界是你的氧氣來源，所以一定要走出戶外好好汲取你的「氧氣」。也許是騎腳踏車兜風，也許是健行或是浮潛。可以利用你的假期去外頭嘗試各種不同的活動，也許可以因此刺激你的代謝率，達到突破減肥瓶頸的效果喔！

方式221、帶家人一起去運動

當小孩放假時，全家人可以一起到戶外去鍛練身心。去爬爬山呼吸新鮮空氣、去游泳戲水、到海邊曬曬太陽，或是騎腳踏車兜風等。這些休閒運動不但有益健康，也是維繫家人感情的好方法。讓小朋友自小就培養健康的休閒生活及運動觀念，對他的將來也是受用無窮喔！

方式222、放風箏

你有多久沒有放風箏了呢？買一個風箏或是自己做一個風箏，跟著朋友或是帶著全家大小一起去公園放風箏，你會發現看著風箏在你手中飛出，藉由你的控制越飛越高，這也是一種快感和成就感。當然，當風箏線糾結在一起時，或是風箏掉下來的時候，怎麼解決手中的問題讓它再度展翅高飛，也是放風箏的一種樂趣。

方式223、健行與爬山

從事健行不需太大的花費，也不用專業的配備，或是事前的體能訓練，而且也沒有手腳並用的困擾，適合各年齡層的人參與。台灣多山的地形，其實有許多適合健行與爬山的好地方。如果健行在樹木較多的地方，可以吸收芬多精，更可以大口呼吸含有充份氧氣的新鮮空氣。健行與爬山可以強化身體中各器官的功能，出汗時能把體內的廢棄物排除，增加血液中含氧量，使身體特別舒暢，有精神。在健行時沿途想走就走，想停就停，非常自由，這些都是健行與爬山吸引人之處。找個時間去接近台灣山脈之美吧！

方式

224、溜狗

如果你的寵物是狗兒，當你一整天沒理牠時，會不會產生罪惡感呢？在國外甚至有專職溜狗的行業，但是像這樣好的活動，千萬不要錯過機會花錢請別人做。每天溜狗，不但有益你與狗兒之間的感情維繫，同時也可以把溜狗當成一種運動，每天帶著狗兒去外頭走走，是件一舉兩得並且有益身心的活動。

方式

225、十分鐘運動

如果你真的很忙，或是如果你真的很懶，為了健康與健美，還是記得每天花十分鐘做點簡單運動保持身材與狀態喔！

(1) 做家事：每十分鐘消耗約三十五卡熱量。
(2) 慢走或踱步：每十分鐘消耗約七十九卡熱量。
(3) 園藝工作：每十分鐘消耗約五十八卡熱量。
(4) 熨衣服：每十分鐘消耗約二十卡熱量。

(5)做瑜伽：每十分鐘消耗約四十七卡熱量。
(6)跳繩：每十分鐘消耗約九十三卡熱量。

方式226、消耗卡路里的運動方法

基本上運動要持續三十分鐘以上，才會開始消耗卡路里，下面有幾項是可以參考的運動：

(1)每小時跑十公里，可以消耗五百二十五卡路里。
(2)玩橄欖球半小時，可以消耗兩百卡。
(3)游泳半小時可以消耗三百一十五卡。
(4)玩棒球半小時可以消耗三百三十卡。
(5)跳繩半小時可以消耗二七十九卡。
(6)玩迴力球半小時可以消耗三百零八卡。
(7)騎腳踏車兜風半小時可以消耗二百三十七卡。

方式227、消耗一百卡路里的五大排行榜

(1)玩橄欖球十五分鐘。
(2)快走十六分鐘。
(3)用吸塵器打掃家裡二十分鐘。
(4)爬樓梯十分鐘。
(5)洗車加打臘約二十分鐘的工作量。

方式228、改變你的習慣方式

當你要開始散步或是慢跑時，可以試著不要走習慣的路線，也許在不同的路線當中會出現爬坡或是下坡地形，讓你的運動效果也會因路線的改變而有不同的效果。另一個好處就是在不同的路線上可以欣賞到不同的景色！

方式

229、在運動與健康之間

在運動與健康之間有一些記得避免的事情：

(1)不要試著承受過於激烈的運動量。

(2)在你尚未訓練好之前，不要試著舉起過重的東西。

(3)不要忽略身體出現的小警訊，一些小病痛都是值得注意的。

(4)避免在陽光正強的正午時分進行劇烈運動。

(5)不要在身體狀態不好時運動。

方式

230、運動傷害

如果你在運動時不甚受到傷害，記得立即停下運動，然後吃顆消炎鎮痛劑，並且記得RICE的步驟：

R—rest：休息。

I—ice：冰敷患部約二十分鐘（但是一小時內不要做這個步驟超過兩次）。

C—compression：用彈性繃帶包裹患部，但是不要包得太緊。

E—elevation：抬高患部幫助循環。

做完這四步驟之後可以檢視患部情況有無好轉，視情況送醫治療或回家休養。

方式 231、如何舒緩壓力

一天下來，如果你的工作讓你備感身心俱疲，可以去喝杯含酒精的飲料，但是記得如果你想放鬆就不要去太過擁擠的酒吧或夜店。其實在累了一天之後，到健身房去或是自己做一些運動，都是可以幫助你舒壓的方法，重要的是運動完後的你，既會得到健康又能得到一夜好眠喔！

方式 232、如果你倦怠了減肥及運動

持續的運動及進行飲食控制一段時間後，難免會產生想休息的念頭，但是一旦停止了運動之後，很快的就會產生倦怠感，想再次回到原先固有的軌道上就會有困難。因為

人都是有惰性的，所以當有這種想法產生時，記得多想想運動及飲食控制所帶給你的好處。不光只是瘦身，更重要的是均衡飲食及適量運動所帶給你的健康，才是無價之寶。

方式233、結束運動之前

當你即將做完運動之時，千萬不要突然的停止運動，或是直接坐下來灌冰水休息，這樣會使心臟無法負荷，而造成休克的危險。在結束運動之前，可以先讓身體漸漸緩和下來，做些像是慢慢踏步的動作來減緩心跳與呼吸，或是做一些伸展的動作讓肌肉放鬆，避免有肌肉痠痛的情況出現。

方式234、正面思考

當你想要開始注意飲食均衡，並想要增加運動鍛鍊的時間時，這些正向的思考會讓你的想法自然而然的更樂觀。在腦中保持正面的思考，會讓你的心情穩定，而且也可以讓你做出更多正確的決定。

第 3 篇　愛生活就是養成好習慣與注重儀容

方式235、定期健康檢查

四十歲以上的成人建議每三年做一次健康檢查，六十五歲以上的老人每一年檢查一次。有家族病史或慢性疾病者也需注意自己的身體情況，再衡量是否需要健檢。健檢的目的在於早期發現早期治療，不要覺得自己沒有毛病，或是有小病痛而不去在乎。家裡的車子都會去定期保養，同時配合車商做健檢，人的身體又怎麼可以去忽略呢！

方式236、內診

到婦產科做內診相信是許多女性朋友為之怯步的事情之一，有很多人不到病症嚴重影響正常生活作息時，是不會想去看婦科內診的，但是有很多婦科疾病，像是子宮頸發炎，雖然剛開始都是小病，也不會有什麼特別嚴重的徵狀，但是這些病不去醫治，它是不會自動完全好的，久了也會影響健康，還提高子宮頸癌的發生率，不可輕忽！

方式
237、六分鐘護一生

健保提供三十歲以上的女性，每年免費接受子宮頸抹片檢查，如連續三年無慮者，第四年起，改為每三年檢查一次。即使「六分鐘，護一生」口號宣傳已久，但是還是有許多有性行為的女性沒有去做檢查。子宮頸癌是女性罹患癌症的第一位，所以不分年齡大小，已有過性行為者都應去接受抹片檢查，同時可以在抹片報告中，更加了解自己子宮的健康情況，如有發炎等問題也可以即早治療。這是關心自己健康很重要的一件事。

方式
238、乳房自我檢查

生理期後一周內，更年期婦女需要每月固定一天做乳房自我檢查。依據「看、觸、臥、擰」四個概念去檢視乳房是否有異常現象。注意看皮膚及乳頭是否有凹陷或是溼疹；左手檢查右乳房以指腹順時針方向繞三到四圈，反之亦然，如觸摸到硬塊應即早就醫。你也可以平躺下來，右肩上放一個枕頭，將右手彎曲置於頭下，重複上述方法檢查；最後一步是以大拇指與食指壓擠乳頭，注意有無異常分泌物。（關於更多乳房自我檢查的知識，請參考財團法人乳癌防治基金會網站。）

方式239、健康記錄

試著為自己做一本健康記錄，每當你去就診、看牙醫，甚至到大醫院看病時，這本健康記錄都可以帶去，它一方面是可以讓你及醫生清楚的了解自己的病史及基本健康狀況；二方面對於該次診療的內容也可以記載在裡面，讓每次的就醫記錄可以更完整。

方式240、如何確認對方是一位專業的醫生

電視新聞上偶爾會看到令人難受的醫療糾紛消息，醫病關係本來就是平等的，但一般老百姓難免會有醫療經驗不足的地方，所以要避免醫療糾紛的產生，下面有幾點可以注意：

(1) 是否具有專業執照或開業執照。
(2) 是否曾受過聲譽良好的教育訓練或組織的認可。
(3) 是否可以把病人疼痛的感覺以自己的經驗來對待。

(4) 上一次診療的狀況。

(5) 自費費用部份是否會有漫天開價的情況。

方式241、陽光的洗禮

適度的曬太陽對人體是有許多好處的，例如可以促進體內維生素D群的活化，提高鈣質與磷的吸收，強壯骨骼及牙齒。因此除了要注意防曬的工作外，曬曬太陽遠比只躲在室內吃保健食品來得有益身體健康。

方式242、陽光與維他命D

當陽光灑在你的身上時，會同時製造維他命D的養份，但這並不是要你不做任何防曬措施，而長時間曝曬在陽光之下。事實上，當你身上塗上防曬油之後，身體同樣有產生維他命D的功效。因此記得，要健康的同時也要做好防曬保護，塗上係數至少有十五至二十之間的防曬油，讓皮膚避免因陽光曝曬而產生老化的情況。

方式243、室內助曬室

如果你想要有一身古銅色的健美肌膚，可以到坊間越來越多的室內日光室去把膚色曬成你想要的樣子。記得在曬膚之前，可以先做全身去角質的動作，再記得擦上室內專用的助曬乳，質地比較清爽好吸收的，使用時間大約是五到十分鐘之間（視機器新舊），大約要去個二到三次就會看到明顯的成果囉！

方式244、防曬的重要

紫外線分兩種：一是紫外線A（UVA），會使皮膚曬黑，並使皮膚提早老化；二是紫外線B（UVB），會使皮膚曬紅、曬傷，並增加皮膚癌的機會。長期日曬還會使皮膚粗糙，皺紋明顯，黑斑雀斑加深，因此為了健康的皮膚著想，防曬是必要的工作。有的人以為陰天，日照的時間不強就不需防曬，這也是錯誤的觀念，因為紫外線的穿透力在陰天的情況下都還是存在的喔！

方式 245、防曬工作

使用防曬產品時大家都有一個迷思，以為係數越高的越好。其實係數高低不是絕對，而是使用的方法和場合才是重要的。通常大家會在要外出時的前一刻才趕緊擦上防曬乳液，事實上，要使防曬產品可以真正進入到皮膚裡被吸收，需要半個小時。也就是說，出門前半小時就要擦好防曬，然後外出期間，約兩個小時要再補充一次。另外，視外出地點來選擇不同係數的商品，通常在海邊及從事水上活動的人最好選用係數高的產品。而依個人膚質而言，擦臉的和擦身體的產品要分開比較好。

方式 246、鎮靜皮膚

如果到海島國家渡假，或者是從事戶外活動、水上活動，除了記得在活動期間要做好防曬措施外，曬後的保護也是不可以忽略的。坊間都有賣一些曬後鎮靜的乳液，記得曬後當天要即時擦上，讓皮膚得到舒緩，才不致於有又熱又痛又脫皮的現象出現。而臉部的保護更是重要，建議愛美又怕黑的女性，最好在從事戶外活動回來之後，可以盡早去找美容沙龍報到，以做臉來搶救肌膚吧！

方式

247、保持肌膚水份

在氣候或季節改變時，要保持肌膚的水分，防止皮膚有過敏現象出現。增加皮膚的含水量，同時保持濕潤，除了每天保持喝兩千ＣＣ以上的水分和攝取定量的蔬果之外，可適度使用有助於皮膚保持水分的乳液，並在洗澡後或皮膚感覺乾燥時塗抹。你也可以定期為肌膚去角質，敷上適合的面膜，使肌膚保持最佳的狀態。

方式

248、了解你的膚質

了解自己的皮膚是屬於乾性、油性、中性或敏感性的哪一種，選用適合自己膚質的產品。不論是清潔類的卸妝或是洗面乳，亦或是早晚保養的各種產品。有時肌膚狀況會依四季氣候或是地點改變而跟著有所變化，夏季與冬季、北部與南部、國內與國外均要隨時注意使用適合膚質狀況的產品，以免有過敏的現象產生。

方式

249、對皮膚好的十大食物排行榜

以下十大食品對皮膚的保養來說都是很好的良藥，當然對身體也很健康：

(1)奇異果。

(2)酪梨。

(3)茶藨子（高山裡可食用的一種野漿果）。

(4)鮭魚。

(5)綠茶。

(6)水。

(7)優格。

(8)番茄。

(9)柳橙。

(10)核桃。

方式250、粉刺

你可以為粉刺搽上一些市售標示合格的藥膏，當然也可以做更多的照顧，例如，使用有添加茶樹精油的產品清潔皮膚，因為茶樹精油有抗菌的功效。避免用手去摸粉刺，或是隨意擠壓，這些都可以讓你的皮膚避免感染及留下醜醜的疤痕。

方式251、青春痘

不要隨意擠自己的痘痘，因為這樣反而會容易留下疤痕。同時也要記得避免用油膩的手去碰你的臉，這樣會阻塞臉部的毛細孔。洗臉時也不可以使用過熱的水；要有正常的作息，避免吃太多油炸食物並熬夜，這些都是預防長痘痘的基本法則。坊間常聽到用一般藥物如曼秀雷敦之類的商品或是牙膏擦在痘痘上的方法，再經醫生證明後，通通都是不管用的喔！

方式 252、去角質

當代謝變慢、角化異常，表面堆積太多老廢的角質細胞，會讓肌膚缺乏透明感，造成粉刺青春痘的產生，因此，定期並適當的去角質是有必要的。當然，身體也需要去角質，並看各部位的情況局部去角質，像上臂外側或大腿、四肢關節、腳底、腳踝、足後跟等容易容易粗糙的部位，都可以局部加強去角質。至於像脖子、腋下、胸部等柔軟的地方，則不建議身體去角質。

方式 253、面膜

台灣近幾年吹起了一股敷面膜的風潮，一年甚至賣出上億張的面膜。面膜的確是快速又成效頗優的一項保養美容產品，不過敷面膜有幾點要注意：一是冬季，當皮膚過於乾燥時，這時已經是過敏的警訊了，再敷上面膜只會讓皮膚無法負荷面膜的養份，反而弄巧成拙；二是皮膚在正常狀況時，假如久久敷一次面膜的話，記得可以先進行去角質的動作，這樣面膜可以更好吸收。

方式254、痣

面相學常提到臉部的痣對個人的運氣或是個性有影響，因此很多人會去點痣，或是透過點痣讓自己看起來更美。不過以健康的觀點來說，身上有痣的人最好要時常注意痣的顏色、大小之類的變化。因為在癌症的自我檢測中，幾個簡單的檢測方法裡，痣的異常與否就是其中一項值得注意的徵兆，因此關心像痣這樣小的東西，都是不可以輕忽的！

方式255、芳香療法

使用精油來紓壓是現代人最時髦的減壓方式，而芳香療法中，以身體按摩法使用最為頻繁。好處是可以增進血液循環和淋巴排毒，排出組織廢物，藉此解除各種痠痛與不適。雖然精油的好處很多，但是使用錯誤的話，仍會造成一些後遺症，所以開始使用某一種精油以前，最好都要先做皮膚測試，以免過敏。

方式256、玫瑰精油

可以試著在泡澡之前，滴上幾滴玫瑰精油。曾看過電影《香水》的人會知道，好的玫瑰精油大約需要四千公斤的玫瑰才能提煉出一公斤的精油來。玫瑰精油不但具有舒壓及放鬆肌肉的功效，對血液循環及撫平情緒也有不錯的效用。

方式257、茶瑰精油

茶樹精油是一種非常普遍使用的精油，原產於澳洲，最重要的功能就是提振免疫系統的能力，適合容易重複感染病症，或病後不易痊癒的人使用。在剛出現感冒或流行性感冒症狀的初期，如果使用茶樹精油進行芳香泡澡，可以刺激大量汗水的分泌，減少病症的嚴重性，避免二次感染。茶樹精油不會壓抑感染病原，相反的，它能增強身體免疫力以對抗感染源的能力。此外，吸入茶樹精油的蒸氣，可以治療鼻喉黏膜炎和鼻竇炎，或將茶樹精油加入乳膏中可以治療尿布疹，而洗澡水中加入茶樹精油也可預防寶寶得尿布疹的機會。由此可見茶樹精油的用途真是非常廣泛呢！

方式

258、泰式按摩

大家都喜歡到泰國去享受最出名的舒筋、美容按摩，而按摩也的確是一種最受歡迎的紓壓管道。泰式按摩源自於印度傳統醫術，古代泰國皇族利用它作為強身健體和治療身體的方法之一。古法的泰式按摩主要是以活動關節為主，不按穴位，而現在指的泰式按摩，通常是指精油SPA，以放鬆為主。無論那一種按摩，有空閒的時候去享受一兩小時的按摩，絕對可以恢復連日來的辛勞所產生的疲憊感。

方式

259、熱石按摩

可以找有提供熱石按摩的沙龍或是SPA、美容中心等，去嘗試一下熱石按摩的舒壓療效。熱石按摩是以特定大小及精選過具有合宜橢圓形狀的石頭，加溫後並配合按摩油以專業的手法進行。它除了有舒壓的功效之外，也可以幫助放鬆肌肉，還能促進血液循環。

方式

260、腳底按摩

腳底按摩具有可以清除體內所累積之不良毒（雜）物；淨化血液，活化人體細胞組織；預防及改善器官機能衰退；改善因內分泌失衡所產生之身心疾病；通血氣促進代謝與循環等功效。腳底按摩雖然好處多多，但有一些項目仍是要注意的：

(1) 飯後一小時內不要進行腳底按摩。
(2) 按摩後半小時之內，需飲用五百ＣＣ的溫開水。
(3) 避免壓迫到骨骼部位，防止骨膜發炎或溢血腫脹現象。
(4) 懷孕期間，不建議腳底按摩。
(5) 女性經期來時不適合腳底按摩。
(6) 每次按摩時間以三十分鐘到四十五分鐘為宜，不可過久。
(7) 有嚴重心臟病者、糖尿病者、腎臟病者，按摩時間不可過久。

方式261、飯店式紓壓

可以趁周末假日的時候，到飯店去好好的放鬆自己。也許是泡泡溫泉，也許是去使用飯店的泳池及三溫暖設施，或者是請人來房間裡替你按摩，也許你會覺得非常奢侈，但請相信這絕對是對紓壓相當有幫助的。而且久久做一次，其實你是辦得到的，只是要看你是否願意把錢花在讓自己更幸福的層面上。

方式262、泡溫泉

各類溫泉的療效就不再贅述，因為不外是舒筋活血，養顏美容，總之它就是一種「有病治病，無病強身」的好東西。台灣由南到北，由東到西都分布著這個上天恩賜的禮物。在冬天泡個二十分鐘的溫泉可以暖和身體，讓你連衛生衣都可以不用穿，甚至把寒流當冷氣。記得泡溫泉時可以帶上你所有的美體產品或面膜，當泡完溫泉時即刻用上，效果會比平常加倍喔！

方式

263、泡溫泉的注意事項

泡溫泉是一種享受，但是要記得泡溫泉該有的禮儀及步驟：

(1) 入浴前先洗淨身體。
(2) 水溫可介於四十二到四十五℃，並在浴池放水之前先洗刷一次浴池。
(3) 浸入溫泉中的時間一次不超過三至五分鐘，便要起來休息，如此反覆三至五次。
(4) 遵守各溫泉管理單位之規定，如：不可著衣物下水、不可在水中擦拭身體、不可使用肥皂，因為以上動作皆會破壞溫泉水質。
(5) 孩童池的水溫不宜過高，大人應先行測試。

而怎樣的狀態下，或有什麼症狀不適合去泡溫泉呢？

(1) 過於疲累。
(2) 空腹或過飽。
(3) 每回浸泡超過三十分。
(4) 孕婦。
(5) 飲酒過量。
(6) 動脈硬化、高血壓、心臟血管方面之疾病者。

(7) 皮膚有傷口或對溫泉過敏者。

方式 264、泡澡

泡澡是一件十分舒服又享受的事，透過水的溫度、壓力與浮力，它對於人體健康有絕對的微妙關係。例如，溫熱的水能強化血液、淋巴循環、促進新陳代謝，並加速排汗。人體每排出一公斤的汗水，約需消耗四百五十卡路里。而水壓則能幫助強化心、肺機能，同樣也可促進血液、淋巴循環的暢通，而血液循環暢通後，體內的毒素和淤積的水分便能加速排除。此外，水的浮力也能進一步促成良好的健康與體態！

方式 265、乾刷身體

買一支洗澡專用的浴刷，每天在洗澡前刷刷你的身體，輕刷的方向由臀部往下刷到小腿，這樣可以為你清除身體老廢的角質，促進循環，預防肥胖紋出現，並可以讓皮膚更加柔軟。

方式 266、頭皮按摩

在洗髮前可以用木梳順著規律的方向，藉由手的力道和木梳與頭皮間的接觸，幫頭皮作按摩。這可以增加頭皮的血液循環與通風，同時促進角質代謝，不容易讓頭皮屑產生。而洗髮時用指腹適度的搓洗頭皮，最後再加上精油或是相關的潤絲、護髮產品，為頭皮按摩個三分鐘，都可以釋放頭部壓力，促進頭皮的新陳代謝。

方式 267、護髮

如果你的頭髮看起來乾燥無光澤，或是乾澀容易斷裂，那麼就代表護髮工作不能再疏忽了。如果是經常染燙受損的髮質，應該一至兩週護髮一次；若不常染燙的頭髮也應該二至四週護髮一次。使用潤絲精或是護髮產品在家自己處理是最省錢的方法，不過如果想要護得徹底一些，可以自備護髮素至美容院，美容院只會酌收手工費，價格相對就會便宜許多。而寶貝你的秀髮在飲食上也有需要注意的，不要因為想減肥，就減少蛋白質類的營養攝取。畢竟有著一頭烏溜溜的飄逸秀髮，也是一種很棒的個人魅力。

方式

268、眼睛明亮好幸福

想擁有一雙明亮的眼睛，除了講究各種生活習慣及閱讀姿勢外，很重要的一點就是要注意飲食的營養。眼睛的營養與鈣、鉻、硒、鋅、銅以及多種維生素有密切關係，例如：缺乏鈣會導致近視；缺乏維生素A會有乾眼及夜盲症的問題。想要有一雙明亮的眼睛才可以盡情享受好生活，所以眼睛的保養不可疏忽。

方式

269、多看綠色及遠方

台灣近視人口的比例居高不下，要保健視力以及不要讓近視再加深的方法有很多。例如：不要躺著看書；看電視的距離應為三公尺，不可用眼過度，每看三十分鐘休息五分鐘，最好不要連續看書超過一小時。生活要正常，營養要均衡，多到郊外踏青，多看遠處綠色及開闊的景觀。此外，每年定期做眼部檢查，這些都是幫助眼睛明亮有神又健康的方法。

方式270、長戴、日拋、週拋

無論是戴那一種形式的隱形眼鏡，都一定要記得在戴上及取下的時候，一定得清洗雙手，最好不要留指甲，以免不慎劃到眼睛。不可帶著隱形眼鏡睡覺，尤其是戴過夜。日拋型的就一定要記得每日丟棄並更換新的一付；周拋型也是要每日取下按規則清洗，時效到了就要汰舊換新，千萬不要因為捨不得就一直用下去。

方式271、娃娃鏡片

這幾年台灣開始流行了有放大瞳孔效果的隱形眼鏡，又稱娃娃鏡片。這些鏡片有的還有改變瞳孔顏色的功能，但是這種比較是造型用的隱形眼鏡並不適合長時間配戴，它是為了有花樣而設計，所以比較不透氧，建議帶兩小時左右就要取下。千萬不要跟自己的眼睛過不去，即使已經覺得不舒服了，但是為了眼睛健康還是要取下來。

方式 272、牙膏與牙刷

牙刷千萬不要用到壞掉才換，因為牙刷的刷毛也是會滋生細菌的，所以不論牙刷有沒有壞掉，使用三個月後都應該換新的。至於牙膏除了選擇自己喜歡的味道以及針對的牙齒功效之外，它也可以拿來擦拭小東西，或是清理家具，可說是一項便宜又效果不錯的民生必需品。

方式 273、牙線

如果可以在每次刷牙前或是吃完東西的時候使用牙線，那麼不但可以清除殘留在齒縫間的牙垢，也可以減少牙菌斑對牙齒的傷害。牙線可以替你清除到一般刷牙刷不到的地方，所以牙線也是保健牙齒的必需品。通常，牙線使用的長度約像食指一般長，移動時動作要輕柔，避免傷害到牙齦，使牙齦有出血的情況產生。

方式 274、齒間刷及舌苔刷

刷牙不但可以保健口腔健康，同時也有抑制食慾的效果。在人人注重保健的時代，刷牙的功能性也越來越進步，不但有強調刷頭功能的牙刷，近來也出現齒間刷及舌苔刷。齒間刷顧名思義就是可以把牙刷刷不到的齒間細縫的牙垢清乾淨，徹底保持牙齒的清潔。另外，大概很多人不曾注意，其實從舌苔可以看出身體健康情況，像是消化系統不佳、便祕等，所以適度的刷舌苔對身體健康是有幫助，但記得不需要天天刷舌苔。

方式 275、無糖口香糖

現在有越來越多含潔牙成份的無糖口香糖，它們主要是利用山梨醇（sorbitol）或木糖醇（xylitol）等代糖，取代原有口香糖中產生甜味的蔗糖成分，所以可以降低口腔酸性，預防牙菌斑生長。同時，在咀嚼口香糖的過程之中，也有助於清理殘渣，對口腔保健是有一定的效果。不過嚼無糖口香糖不能取代刷牙的功能，它畢竟這只是一種替代或是加強的方法，清除牙垢還是以刷牙最有效，所以仍然要記得正確並定時的刷牙，才能有效預防蛀牙產生。

方式276、護唇膏

像對你的臉部肌膚一樣，嘴唇也要常常滋潤。如果嘴唇上有脫落的乾屑，可以使用舊的牙刷輕輕的把乾屑部份刷下，然後擦上一些凡士林或是護唇膏。在陽光較強的地方或是在豔夏季節，嘴唇也是需要防曬的，平時也可以選用有防曬功能的護唇膏。

方式277、護手與護甲

如果你的手常常會感到乾燥，甚至脫皮，亦或是指甲容易脆弱、斷裂，你除了記得每天擦些護手霜或是護甲產品，另外也可以試著在溫水加入少許橄欖油，將雙手浸泡其中，如此一來便可改善指甲易斷裂的情況，這樣同時也可以讓雙手肌膚變得細緻光滑。

方式278、戒菸

如果你仍是位抽菸的人，那麼看到這裡，就是你提醒自己的一個最好時機，「該是戒菸的時候了！」戒菸的好處有：

(1) 呼吸更順暢。
(2) 皮膚和指甲會更呈現出平滑的狀況。
(3) 較容易受孕。
(4) 衣物、居家、車子內的氣味會更清新。
(5) 味覺會更敏銳。
(6) 人會更有自信。
(7) 為了家人及周遭親友的健康，不給他們製造二手菸的環境。

方式 279、避免宿醉

奶薊草能夠促進肝臟的整體功能，並刺激新的肝細胞生長，特別是對飲酒過量和長期抽菸者，或者工作環境常遭受污染的人可服用此藥草。而它對於宿醉的人也很有幫助，你可以在睡前服用亦或是在你開始喝酒之前服用此藥草。

方式280、緩和的打噴嚏

外國人在遇到有人打噴嚏時，習慣會在一旁說：「God bless you」，因為曾有一說，「打噴嚏時是人類最接近死亡的時刻」。打噴嚏是試圖用強大的氣流，將一些對身體有害的刺激物逐出鼻腔黏膜。能夠過癮的打噴嚏固然是好，但是切記不要太過用力，以免引起耳朵或是鼻子方面的問題。

方式281、過敏

可以留意家中會引起過敏的一些原因，除了最常見的花粉過敏之外，塵蟎過敏原、蟑螂過敏原、黴菌過敏原等都是需要注意的。清除掉這些東西最有效的方法就是用五十五℃以上的熱水加熱洗滌如床單等應保持清潔的寢具。另外如果陽台或是庭院有種植花草植物，記得不要把衣物長期晾在外頭，以免有花粉沾上的情況。

方式282、身體氣味

每個人都有自己的身體氣味，尤其是在炎熱的夏天，或運動時排出的汗水所散發出來的味道，都不是受歡迎的。要如何避免汗味過度濃郁，除了使用止汗劑、身體噴霧劑之外，避免吃大蒜、洋蔥等重口味的辛香料，對減低濃郁的身體氣味有幫助。另外像蘆筍這種很好的食物也可以多吃，或是喝一杯鼠尾草茶也可以讓你減少出汗，尤其是在女性生理期來時更有幫助。

方式283、注意脊椎

脊椎有問題是會直接影響身體是否會殘障或是呈現半身不遂的危險情況。全世界上每年都有許多人受脊椎問題之苦，因此一旦有上下樓梯或是爬高處拿放東西的情況時，一定要注意輕步慢行，注意每個步伐和膝蓋的穩定性。而你當需要爬上高處時，應隨時注意背後是否有可以支撐住你的物體，以免不甚從高處跌下。

方式284、打呼

如果你或是另一伴有打呼的情況，為了遠離打呼聲，兩人之間背對著睡覺，那麼或多或少都會影響彼此之間的關係。試著戒菸或是減肥，這是治療打呼的有效辦法之一，並且可以點些桉樹精油在臥室中，可幫助安眠。

方式285、睡前三小時不要吃東西

晚飯之後的一到兩小時內要把水果吃完，讓腸胃有時間消化及休息，如果睡前三小時內又再吃別的東西，那麼就是要腸胃加班工作，使其增加負擔。如此不但有害健康，還會容易導致發胖。

方式286、睡好覺的方法

有人常會有失眠的困擾，以下的方法你可以嘗試，以避免掉翻來覆去的悲哀：

(1) 睡前不要吃太飽或是喝含有咖啡因的飲品。
(2) 投資一個高品質的睡枕與床墊。
(3) 讓你的房間盡量保持清新，同時不要把工作的東西帶入房間。
(4) 不要開著電視或電燈入睡。

方式287、拍打身體

手掌伸直併攏，兩手或一手都可以，輕輕的拍打身體各部位，除了五官頸項及以及二陰外（泛指生殖系統），都可以依序拍打。記得不要用力過猛，以微痛為原則。這個方法的好處是隨時隨地都可做，並有疏通全身經絡、氣血，活絡肌肉筋骨和減肥塑身的效果。而萬一在開車時有打瞌睡的情況，可以找地方停下來，用手掌拍打頭部約十分鐘，馬上可以精神百倍，避免危險事件發生。

方式288、針灸

從傳統到現代，從東方到西方，針灸療法是中醫最引以為傲的一項技術，也是一項專業的醫療風潮。它以刺激人身體裡的主要穴道來進行治療，並重建身體內部的能量與平衡，讓疼痛減少，達到止痛、治療或是麻醉的效果。

方式289、平衡運動

有好的平衡力可以讓你的腦中散發出正確的訊息，並且減低走路時會跌倒的機會。每天花個幾分鐘做一些簡單的平衡運動，例如身體站直，右腳彎曲將腳放在左腳大腿旁，雙手伸直往上拉，待平衡後，也可試著把手往兩旁伸直，練習平衡穩定度。

方式 290、Mouse Potato的運動

長時間坐在電腦前，就如同蜷曲著使用滑鼠的馬鈴薯。如果不想當個圓滾滾的電腦族，可以做些簡單的運動，讓自己減少患上職業病或是關節方面疾病的機會。轉轉手腕，或是眼睛上下來回的轉動，脖子左右兩側壓壓數秒、伸展手指關節等，都是一些放鬆的好方法。

方式 291、小休息

如果每天能在午餐後有三十到六十分鐘的午睡時間，對身體來說是有莫大的幫助，所以不可輕忽午睡的好處及功效。午睡不但有利於補足必需的睡眠，使身體獲得充分的休息，對改善腦部血供系統的功能、增強體力、消除疲勞、提高午後的工作效率也具有良好的作用。此外，有資料顯示，午睡還可大大減少腦溢血的發病機會。

方式292、不要二十四小時都開著手機

行動電話其實是一種潛在、會傷害健康的危機。許多人會有「手機焦慮症」，時常三不五時查看手機，或者忘了帶手機出門便會一整天心神不寧。如果你的工作是需要一直使用手機聯繫的，那麼記得在下班之後，或是在就寢之前，試著把手機關掉，因為這世界上還有一樣功能叫做語音留言，真有重要訊息還是可以以此聯繫的。

方式293、善用休假時間

千萬不要讓你的假期虛度在無所事事當中，或是變成預約看牙醫這類的事情上面來。在工作期間就應該把握對下一次假期的期待與規劃，買便宜的機票，或者在假期來到時第一時間出國度假，並在最後一刻歸隊上班，相信能做到這樣的人，應該都會被其他人所羨慕吧！

方式 294、夜宿機上

出國旅行不免會遇到夜宿機上的時候，尤其是長途飛行。此時可以為自己挑個好座位，可以提早check in比較會有機會挑到如前座第一排比較寬的位子。你可以帶上幾片面膜在機上為自己敷臉，讓皮膚不致於太過乾燥，並記得多喝水，但避免喝有酒精的飲料。也可三不五時起來走走，動動身體，脫掉鞋子穿上棉襪或是脫鞋讓腳能舒服透氣。

方式 295、預防時差的辦法

要防止時差影響下機後緊接而來的行程，以下有幾點可以注意：

(1) 出發前幾天開始改變睡眠習慣。
(2) 啟程前兩三天最好避免在下午食用含咖啡因的飲料，如：咖啡、茶以及可樂。
(3) 出發前幾日開始進行飲食調整，原則上登機前三天應該吃飽一點。
(4) 飛行途中要比平常多喝些水、果汁。

(5)到達目的地之後，白天可以多吃一些蛋白質類的食品，晚餐則選擇澱粉類較多的食物。

(5)多做一些白天的活動，避免太早上床休息。

(7)如果真的無法入睡，可以在出發前請醫師先開一些安眠藥，並於需要時使用。

方式

296、帶一瓶家鄉的水

其實這是一個小偏方，如果你擔心出國會生病或飲食不習慣，那麼可以在行李中帶上一瓶台灣賣的礦泉水。到了國外之後，把國外買的礦泉水與家鄉的水混在一起喝，如此對水土不服的情況有點幫助。不過這個方法有一說是心理作用高於科學根據。

方式

297、配合當地人的飲食

旅行是生活的延伸，在這個出國機會普遍的年代，很多時候會有工作、念書、居遊等情況發生。在國外生活有一點很重要，就是你必須要放下原來家鄉的飲食習慣去配合當地的風俗，如此身體出問題的機會就會減少。例如國外的甜點甜度很甜，但是那是因為他們習慣在下午喝杯黑咖啡或是不加糖的茶，這樣口感就會平衡。又例如去印度玩容易拉肚子，那是因為印度人在吃完他們的料理後會習慣喝杯酸奶，這對清除腸胃中的壞菌有一定的幫助，但反觀台灣人有幾個真的喜歡酸奶這樣的當地飲品呢！不配合當地飲食習慣，自然水土不服情況會提高。

方式298、平安健康的假期

假如你想要有平安又健康的假期，首先，旅遊保險是不可以少的，花點小錢為自己買份旅遊平安險，不但對旅行期間的交通及行程內容均有基本保障，還可以加保旅遊醫療的部份。同時可以記得在出國之前到常去的診所掛號，領取旅遊藥包，或是帶上幾樣自己熟悉及常用藥，以備不時之需。

方式299、保持整齊

凌亂的環境總是會讓人心情浮燥。趁假日的時間，打掃居家環境，整理衣櫃，或是洗該洗、該燙的衣服，掉扣子的也補一補，太小或太舊的衣物就別留著。幫自己的衣櫃及居住環境做定期的清掃和整理，有助於個人外在形象的建立，並能促進上班時的的愉悅心情，至少你會知道你有那些衣物、行頭，也可以適時騰出新空間擺新的東西！

方式300、不穿太舊的內衣褲

貼身內衣褲是每天都要穿的衣物，因此一套內衣褲的使用期限應該是半年到一年之間就應該更換，千萬不要想說這是穿在裡面的，外人看不見就可以馬虎。穿一套好的並適合自己身材的內衣褲，有助於修飾身材，同時，時常穿著好看又新穎的內衣不但可以讓自己心情變好，運氣也會跟著提升。記住！沒人會喜歡欣賞穿著「阿媽牌」內衣褲的人喔！

方式

301、不穿內衣睡覺

女生一天穿內衣的時間最好不要超過十二小時，當然這只是一個參考數字。不過在最需要放鬆的睡眠時間裡，最好還是讓胸部有呼吸的機會，不要整天都穿著會有壓迫感的內衣睡覺，否則你會無法得到舒適的睡眠。假如你已經習慣穿著內衣睡覺的話，可以去買睡覺專用的內衣，它沒有鋼圈托住胸部，相對而言比較舒服。至於擔心有胸部外擴或胸型不美等問題的話，這應該是平時就要注意的正確穿內衣的方法，更注重的人可以在洗完澡後擦上美胸霜。

方式

302、運動內衣

運動內衣跟一般內衣最大的差別在於有立體剪裁的罩杯，對胸部有極佳的穩定、支持功能。運動時最好可以選擇好穿的運動內衣，因為一旦運動時，胸部會隨著每一步彈跳，加速與肌膚、肌肉的拉扯部。胸部越大的人，震動得越厲害。所以每位愛運動健美的女性都應該擁有一件舒適合穿的運動內衣。

方式303、穿一雙好鞋

一雙好鞋並非是指那些動輒萬元起跳的名牌鞋，但每個人擁有一雙好走實穿的鞋子是絕對必要的。鞋櫃裡有很多美麗但卻不耐走或是不能久穿的鞋子，雖然有其必要性，但為了配合腳型和正常、健康的脊椎，要能配上實穿、好走的鞋型還是挑鞋的第一要務。透氣、氣墊、符合你的腳型這些都是選一雙好鞋必要的條件，另外在黃昏之後買鞋，會比在早上買鞋更能買到適合你的好鞋子。

方式304、愛自己

一個人如果若沒有足夠的自信，其實是許多問題的根源。愛自己就會重視自己的外表及內在的培養；愛自己當然也就會推己及人的去愛家人及朋友；愛自己當然你就會有足夠的愛去關心社會與世界上值得關心的人事物，因此愛自己可以讓你常保積極樂觀的態度去面對生命，而這也是過好生活需要的一種基本態度喔！

方式305、社交活動

在你的身邊要有一些與你親近的親朋好友，這些人也都是幫助你過好生活的幫手。親朋好友可以鼓勵你多多從事有益身心健康的活動，減少焦慮及消沉。因此，多參加一些家庭聚會、朋友間的聚餐，或是聚會活動，保持在屬於自己的社交圈裡的活躍性，通常能讓生活充實，並可有機會隨時保持好的儀容體態，這也是督促自己維持良好身形和外貌的方法之一。

方式306、保護自己

兩性關係是每個人一生中都要面對的一種社會關係。兩性之間的接觸多少都有著基本的規範，有時候一個不經意的動作可能會造成別人的困擾，或是使人有性騷擾的懷疑。因此為避免做出不必要的事情，就要懂得保護自己並隨時保持警覺性，而且也約束自己不做出令人困擾的舉動來。

方式307、不快樂的工作有礙健康

在工作和自己的個人空間裡，如果你選擇工作多一些，那麼就有可能破壞健康的平衡。如果你工作得不快樂，那麼會讓你的個人生活強迫性地被壓力所吞噬，並會開始加速身體的老化。而且鎮日坐在辦公室裡，會使代謝減緩，飲食不正常，致使身體發胖。嘗試了解自己為什麼工作得不快樂，並試著解決問題。

方式308、完美的胸型及比例

擁有完美的胸型是每個女孩子的夢想，然而什麼是完美胸型呢？

(1) 鎖骨中間凹陷的地方和兩個乳頭的連線呈正三角形，就是一個理想的胸型。

(2) 從側面看時，乳頭的位置在肩膀和手臂的正中央。

(3) 胸圍比臀圍小五到十公分是最合適的標準。如果跟臀圍沒有差異的話，那就是胸部太大了。

(4) 比起均勻的半圓形，胸部的形狀還是稍微向前突出或者乳頭下方的肉多一點兒的圓形，才是完美胸部的類型。

方式 309、縮胸

雖然很多人嚮往豐滿的乳房，但是並不是大就是好，漂亮又適合自己的胸型是要依自己的身材比例來衡量。如果個子嬌小，卻有十分豐滿的胸部，那麼在穿衣服或是日常生活中，多少也都會有些困擾，容易彎腰駝背就是一例。除了縮胸手術以外，平常可以從飲食做起，減少吃肉及高脂、高熱量的食物，例如炸雞、薯條、牛排等，並提高蔬果的比例。如此不但會讓體重苗條，也可以用較健康的自然方式讓胸部比例達到正常。

方式 310、整型

如果你還在猶豫是否要去接受整型手術，讓自己看起來更美豔或更有自信，這時，你可以先確認所選擇的整型美容診所，查看它們有無開業證書，並參考過去的成功病歷。同時，請朋友陪著你去做第一次的諮詢，那麼便可從中得到非常多有用的資訊，而且要確認你已經了解了每項手術所會面臨到的風險。在你期望的結果與手術過程中，當中有哪些需要做好心理健設與準備，都是想要整型的人所需做到的事前功課。

方式311、了解自己的體能極限

我們通常都會花時間去照顧自己身體比較虛弱的地方，以多鍛鍊或是多吃些補品來補強。但是當你把焦點放在這些地方的同時，別忘了可以記下我們最厲害的幾項體能指標。也許是慢跑的最佳時間，又或是游泳的最佳速度，當我們漸漸老去的同時，至少還留有這樣的記錄讓我們可以緬懷，「想當年……我也是……」的風光。

方式312、健康保險

雖然說一九九五年起政府已經開辦全民健康保險，但是擁有一份針對個人需求及健康情況而設計的保險，是我們社會越來越被接受與認可的一項健康服務。如果你覺得一份好的保險，可以為你帶來心靈上的依靠及平靜，或是為你帶來對個人生命財產保障的信任感與安心感，那麼及早規畫一份專屬個人的健康保險也是過好生活的方法之一！

方式313、笑是最好的良藥

笑可以促進血液流動，同時有報告也指出，如果一天可以持續笑十五分鐘，這就好比是一種鍛鍊，可以讓你遠離心血管疾病。笑可以抵抗傳染，可以緩和花粉症及鎮痛，同時可以減輕壓力並調整呼吸，真是好處多多！

方式314、最後再提醒喝水很重要

不厭其煩的在最後再提醒大家一次——多喝水！喝水是對身體健康最有幫助的一件事。事實上本書的每一個章節之中，都會提到有關喝水與健康之間的關係，如果能一天喝水兩千ＣＣ，那麼這將是最健康的不二法門喔！

第4篇　愛生活就是適當料理與正常飲食

方式315、洗手做羹湯

懂得為自己做料理，是過好生活不可或缺的基本方式之一。套句「菲姐」的話，做菜就是：這・麼・簡・單。我們不是美食家，也不是米其林大廚，只要知道什麼是對自己好的食物，知道基本的做菜知識，用過好生活的心情來料理，那麼人人都可以是「食神」。

方式316、處理生食及殘餚

廚房是做好菜的地方，因此在做菜的過程中，如何保持生鮮食物的衛生是非常重要的一件事。千萬記得在做每道菜之前要洗淨雙手；生食與熟食的砧板與刀器都要分開；買回的生食要分裝成小包，裝在袋子裡或是保鮮盒裡再冰到冰箱裡保鮮。而剩菜剩飯放在冰箱裡超過四十八小時就建議可以丟棄了。

方式317、蒸煮食物

烹調食物的方法有很多種。以一般人來說，如果要減低熱量，或是去掉多餘油脂，最簡單的方法就是以蒸、煮的方式來烹調。以燙青菜代替炒青菜；以蒸魚代替炸糖醋魚；以蒸蛋代替煎菜脯蛋……。其實蒸煮食物能夠吃出食物原味，多吃清淡一些對身體也有好處。

方式318、糙米

稻穀剝掉外殼，就是「糙米」，糙米吃起來粗粗的，但它含有大量的纖維和許多營養素，對促進腸胃蠕動有很大的幫助。偶爾換換口味，為家人或自己煮一鍋糙米飯，攝取糙米中含有的三十種以上的複合維生素和礦物質，讓身體更健康。

方式

319、五穀雜糧麵食

以下是一些常見的五穀雜糧類麵包的熱量（參考：馬可先生麵包坊），對麵包所含卡路里有興趣的人，可以向購買的店家查詢：

(1) 抹茶紅豆雜糧饅頭：八十克，一百六十八卡。
(2) 牛奶燕麥雜糧饅頭／全素：八十克，一百六十卡。
(3) 南瓜雜糧饅頭／全素：八十克，一百五十六卡。
(4) 貝果雜糧麵包／全素：一百克，一百八十二卡。
(5) 燻雞肉起司雜糧麵包：九十五克，二百三十七卡。
(6) 葡萄乾黑麥五穀雜糧：一百一十七克，二百四十三卡。

方式

320、蕎麥

蕎麥由於生長容易，自古就有救荒食材的稱號，蕎麥粒可以加入些桂圓和糖做成蕎麥粥，也可以用食物調理機磨成粉，做成蕎麥煎餅，或以蕎麥粉和麵皮包水餃，再或者做成蕎麥麵、蕎麥糕等點心，好吃又健康。

方式321、堅果類食物

堅果類就是富含大量油脂的種子類食物：例如：花生、芝麻、核桃、腰果、松子、瓜子、杏仁果和開心果等都算是堅果類食物。這類食物有益人體，但是油脂含量很高，所以不宜無限量的吃，可以取一些加進你的玉米片或是牛奶麥片粥裡，適量攝取有益健康。

方式322、橄欖油

西方作菜習慣用橄欖油來當作沙拉或是涼拌菜的佐料之一，而因為它的單元不飽和脂肪酸含量高，因此被認為是有利於心臟血管的健康油，所以近年來橄欖油的銷路在台灣也越來越好。但在使用上要記得，如果要高溫煎炸食物時，就不需要用到橄欖油，以免浪費了橄欖油本身的營養。

方式323、粗鹽的好處

粗鹽是用海水曬成的鹽結晶，質地較天然及含有豐富的元素。其功用包含：

(1)將粗鹽灑在家中角落，有淨化霉氣及去除溼氣的效果。

(2)粗鹽也可以用來按摩身體，幫助身體排出老廢物質。

(3)家中若有高血壓患者，平日煮菜可以用粗鹽替代細鹽，對飲食健康也有幫助。

方式324、低鹽食物

鹽份攝取過多，會造成體內積存的水分變多，導致水腫問題，而吃過鹹的食物也會造成心臟及腎臟的負擔。所以在注重健康觀念的今天，有越來越多的低鹽產品陸續出現，像是低鹽醬油、低鈉鹽、低鹽起司、低鹽食品等，都可以讓你的飲食更健康。

方式325、減少鹽份攝取

要減少鹽份的攝取，除了採用上述所提到的低鹽產品之外，在飲食上也要少吃像是番茄醬之類的調味品，另外像是醃漬物、滷製品等加工食物的鈉含量都比較高，可以偶爾吃，但不要常吃或是多吃。

方式326、味素

味素是調味料的一種，主成分為谷氨酸鈉。如果在高溫的狀態下使用，它會轉變成為對人體有害的致癌物質，加上它是不天然的東西，吃多了容易造成肝臟的負擔，有的人甚至還會出現胸悶、頭痛、心悸等症狀。一般都會建議不要三餐都是外食，因為味素會吃太多，通常都是商家想要讓食物更有味道所致。

方式327、代替味素的調味品

現在已經很多人都知道烹煮食物時，不要再使用味素來增添食物的味道，所以市面上出現了很多代替味素的調味粉。這些調味粉大部份都是由生鮮食材所粹取而成，例如魚粉、雞粉、香菇粉（可素食），或是由多種蔬果所提煉出來的調味粉。通常，在煮湯或是炒菜時，加上一匙，便可以替食物增加天然的甜度和風味。

方式328、大蒜

大蒜含有獨特的大蒜素（allicin）及增精素（scordinin），具有殺菌的效果。大蒜素還可與維生素Ｂ１結合，可以增進腸道蠕動、幫助排便、防止便祕。不過，大蒜雖好，卻不宜多吃。吃多了反而會刺激腸胃，每天吃生蒜以一瓣（五克）左右為宜，熟蒜也以兩至三瓣（十至十五克）以內為佳。

方式329、薑

薑有許多妙用，例如將老薑及紅糖煮成薑茶，具有袪除風寒的效果。而在料理一些肉類食物時，也可添加薑片去除其腥味。但薑刺激性較強，使用時要適量。而若是覺得薑過於辛辣時，可以先將其浸泡在清水中，便可減輕辛辣味。

方式330、黑胡椒

當胡椒果實尚未成熟時，就把果實摘下烘乾，此時果皮會轉為黑褐色，就變成了一般所謂的「黑胡椒」。黑胡椒的辣度比較強，可以提味及增加食慾。

方式331、白胡椒

當胡椒果實成熟後摘下，去掉外皮再烘乾，泡浸在水裡，待果皮軟化後除去，便成「白胡椒」。白胡椒的辣度比較輕，藥用效果較黑胡椒為多，有散寒，健胃等效果，尤其對肺寒、胃寒更有療效。下次做菜或是喝湯前，灑些許胡椒，好處多多！

方式332、辣對身體好嗎?

吃辣對身體的好處有:
(1)能促進血液循環,使氣血運行較好。
(2)可以促進體內膠原蛋白的合成,提高免疫能力。
(3)能增進腦細胞的活性,有延緩衰老的功效。
(4)可以預防動脈硬化。

方式333、睡前一杯紅酒

紅酒中含有豐富的抗氧化劑「黃酮類物質」,能刺激血管內皮細胞合成一氧化氮,達到擴張血管的效果。因此高血壓及心絞痛的患者,建議每日一小杯紅酒,可以保護心、血管系統。另一種好處是在睡前半小時飲用五十至一百CC,不僅可以促進血液循環、提升代謝,還能溫暖身體讓你更好睡。

方式334、喝剩的紅酒拿來做菜

一般來說存放在不當溫度及濕度環境下的紅酒，即使未開瓶，本身的品質也會受影響。如果只是買一般的普通紅酒，在開瓶後一到兩天內沒喝完，味道可能就會整個走掉。所以買的如果不是很貴的紅酒，許多人都會把它用拿來做菜，使其在口感尚在的時候能有最佳的用途。

方式335、冷凍蔬菜

冷凍蔬菜並不是不好，一旦你沒有時間購買新鮮蔬菜，冰箱裡隨時放著一些三色蔬菜或是青豆仁這樣冷凍包，可以很方便的在菜價高漲的時候拿出來應急。無論是隨便炒個肉絲或是煮個湯，加入這些冷凍蔬菜遠比整天都沒攝取到蔬菜類的營養來得好。

方式 336、深色蔬菜

深色蔬菜含豐富的維生素A和鐵質，種類有：

(1) 深綠色蔬菜：青江菜、芥藍菜、菠菜、蕃薯葉、空心菜、綠花菜等。

(2) 深黃色蔬菜：如胡蘿蔔、南瓜、甘藷、番茄等。

(3) 部份紅色蔬菜：如紅鳳菜、紅莧菜等。

這些蔬菜都是多吃多健康喔！

方式 337、淺色蔬菜

淡色蔬菜含維生素A較少，但其他成份如維生素C、B群和鈣、鉀等含量則與深色蔬菜類似。淡色蔬菜有：白花菜、高麗菜、筍子、白菜、蘿蔔、冬瓜等。

方式 338、每天五份蔬果

以蔬菜來說，蔬菜一份即為一百克（可以吃的部分），而水果一份相當於一個中型橘子、半份香蕉或十三顆葡萄等。選擇蔬菜時，先以深綠色或黃色的蔬菜為主，因此青椒、菠菜、胡蘿蔔、番茄、芹菜等，都是第一選擇，其餘再搭配高麗菜、筍子、蘿蔔等顏色較淡的蔬菜。

方式339、多吃深色蔬菜

前面提到如何分辨蔬菜的顏色深淺，而每天的青菜量則要以兩份深色蔬菜，一份淺色蔬菜為佳。所以在青菜的選擇上，深色蔬菜要優先選擇。至於市售的綜合蔬菜果汁就不用考慮了。

方式340、如何處理生菜

生菜沙拉這樣的輕食，除了在外吃西餐時可以享用到，其實自己買生菜回家做更加經濟實惠。生菜的處理方式，要先將生菜洗淨之後，再用廚房用紙巾分散包起生菜，一來防止蔬菜因冰著而產生水蒸氣，導致蔬菜葉片腐爛無法使用；二來也可以使生菜隨時都看起來都鮮脆可口。如果切絲之後，可以用冰水將生菜泡放，這樣吃起來才會特別脆甜。

方式341、美味的烤蔬菜

青椒、紅、黃、橘等甜椒都很適合烤來吃，它們本身就十分清甜鮮美，烘烤時甚至可以不用加任何調味料。其他像是各式菇類及筊白筍、四季豆等蔬菜也都很適合烤來食用，加點奶油、橄欖油及少許鹽巴提味，就十分鮮甜了！

方式342、番茄算是蔬菜還是水果

一般來說，越紅的番茄營養成份越接近水果，越綠的番茄營養成份就越接近蔬菜。所以假設你需要計算一天吃幾份水果時，要記得多吃綠色番茄，這樣才不會佔掉你的水果份量喔！

方式 343、番茄

番茄中含有豐富的茄紅素（Lycopene），這是一種天然的類胡蘿蔔素色素，在人體可以對抗許多種退化（老化）性疾病。另外茄紅素是一種油溶性的成分，與橄欖油一起烹煮可以促進人體吸收。吃番茄好處多，而熟食的效果又會比生食要好。

方式 344、馬鈴薯

馬鈴薯可以做成多種料理，中式菜餚常切成絲與青椒、辣椒及蔥炒成一道下飯又爽口的家常菜餚，其他的做法還有與咖哩搭配，或是做成馬鈴薯沙拉，另外還可以和絞肉與其他調味料搭配做成炸馬鈴薯餅，比起西式以焗烤或油炸的烹煮方式，熱量都來的低，吃起來也較不膩，有機會可以試試。

方式345、甜菜

甜菜含豐富鐵質，可以用來打成果汁補充人體所需的鐵質。

方式346、妙用橙皮

橙皮中含有大量的維生素C和香精油，具有提神、化痰、健胃除濕、降低血壓等功能。在烹煮肉類時也可以加入橙皮，讓肉充滿水果的自然香氣，味道也會鮮美又不油膩。另外也可以把橙皮加進橘子果醬與新鮮金桔中，為自己沖一壺好喝的桔茶喔！

方式347、柑菊類

柑橘類的水果包括橘子、椪柑、柚子、香橙、柳橙、金桔、檸檬等一堆大家族。共同特點是都含有豐富的糖類和多種維生素，特別是維生素C的含量較高。其作用有：

(1) 有防癌、抗癌的功效。
(2) 可開胃、理氣、幫助消化。
(3) 有祛痰、止咳、平喘作用。
(4) 具抗炎、抗過敏功效。
(5) 有降壓、降脂，防治動脈硬化作用。

方式 348、藍莓

藍莓的抗氧化活性很高，葉子和果實均含有高纖維素，特別是果實。它含有一種花青甘色素（Anthocyanin）、高維他命、礦物質與多種植物性聚合，但卻不含脂肪和膽固醇，而且低糖、低卡路里，適合長期食用，是十足具有健康概念的食品。

方式349、荷蘭芹

荷蘭芹原產地在歐洲，就是在西餐中常見的香料——巴西利。它主要含有的豐富維生素及礦物質，也經常被拿來作盤飾。可用於魚肉及肉類的烹調，在濃湯或醬汁中也經常使用，常用於沙拉或是各式西式料理的調味。

方式350、綠花椰菜、白花椰菜

綠白兩種都屬花椰菜。白花椰菜的維生素Ｂ１、Ｂ２和菸鹼酸的含量比一般蔬菜高，是維生素的良好來源。每兩百四十克的熟白花椰菜，可提供相當於一個中等大小橘子的維生素Ｃ。此外，綠花椰菜也含高量的維生素Ｂ１、Ｂ２、鈣質和維生素Ｃ，以及其他抗氧化與抗癌物質。多吃這兩種蔬菜對健康、營養和維持體重都有很好的幫助。

方式 351、無花果

無花果富含大量葡萄糖、果糖、蔗糖，含糖量高達到二十％。它同時還有蛋白質、維生素A、維生素C、維生素D和果膠等，可清熱潤腸，具有助消化、保肝解毒、滋陰健脾，消腫止血功效。一般家庭可以用無花果燉排骨湯或是雞湯，或是煮無花果茶也很不錯，均有食補的效果。

方式 352、人蔘

人蔘按照藥性可分為中國人蔘（包括高麗蔘和日本蔘）、西洋蔘（即產自美國和加拿大的花旗參）兩大類。中國人參屬於溫補藥，其中以高麗蔘為最；西洋蔘則屬涼補藥。食用人蔘的原則是要長期服用，想要在冬天有好的氣血就必須要從夏天就開始食用人蔘，這樣才會有效果。不過記得在進行這類食補時，還是要經過醫生診斷後，再按照規定服用。

方式353、枸杞

枸杞是很常見的一種中藥材，可以買一包冰在冰箱裡備用，無論是泡紅棗枸杞茶、或是在煮甜湯時，都可以適情況加入一些。另外，多吃枸杞對眼睛很有幫助喔！

方式354、當歸

當歸可補血活血，調經止痛，具有潤燥，滑腸等作用，也是常使用在各種料理中的一種中藥材。可搭配於雞、鴨、羊肉中，常見的像是當歸雞湯、當歸羊肉、當歸鴨肉等。

方式355、風行的素食主義

吃素最大的好處就是吃進大量的蔬菜水果。新鮮的蔬菜、水果、堅果類、牛奶、優格，這些都是現代人所需要的營養素，因此並不會造成營養不均衡的困擾。不過台灣的素食普遍都太油膩，加上食物的烹調處理過程相當精緻化，甚至還特別加工過，因此大大降低了食物原有的營養素，造成許多素食者營養失衡的問題。因此可以參考國外素食主義者的例子，以牛奶和起司入菜的方式，來減輕吃素者營養不均的問題。

方式356、起司的好處

牛奶及起司是補充人體鈣質的重要來源之一，有些人喝牛奶會有拉肚子或脹氣的情形發生，這是因為牛奶中含有乳糖所造成，而起司在製造過程中已把乳糖轉化成乳清，因此適合對乳糖過敏的人。另一方面，對於鈣質的吸收，起司的營養密度也較其他食物來得高，只需少量攝取，就可以得到同等的營養價值，是相當不錯的健康食品。

方式357、全脂牛奶、低脂牛奶、脫脂牛奶

全脂鮮奶約含三％的動物脂肪，低脂牛奶也有一至二％的動物脂肪，而脫脂牛奶的脂肪含量則不到一％，是目前乳製品中脂肪含量最低的產品。這三種牛奶的熱量分別是：全脂牛奶每兩百四十ＣＣ，熱量有一百五十卡；低脂牛奶每兩百四十ＣＣ，熱量有一百二十卡；脫脂奶粉每兩百四十ＣＣ，熱量有八十卡。

方式358、每天一杯牛奶

睡前喝杯溫牛奶，牛奶裡的鈣質具有安定神經的作用，有助安眠。喝的量通常以半杯到一杯為佳，喝太多反而會有助於提神，因為牛奶裡的蛋白質所致。早起喝杯牛奶也是很健康的早餐飲品，它遠比喝甜的奶茶健康得多，基本上除了對乳糖或是牛奶過敏的人不適合喝之外，每天喝一杯牛奶是相當不錯的。

方式359、牛奶點心或料理

如果你不喜歡喝牛奶，或是對牛奶過敏，但又需要攝取鈣質等營養素，這時不妨可以試試一些有添加牛奶的食品。

(1) 試著多喝牛奶飲品，像是加了牛奶的可可或是拿鐵咖啡。

(2) 在早餐時吃碗牛奶玉米片。

(3) 試著加入以牛奶為配料的醬汁或湯底到你的料理中，例如義大利奶油麵和牛奶火鍋。

(4) 給自己吃片牛奶巧克力。

方式360、布丁

布丁是相當營養且高熱量的食品，它主要的成分是雞蛋和牛奶，其次是砂糖。對於不喜歡喝牛奶或是營養不均的大人小孩來說，吃布丁多少都可以獲得奶蛋類的營養。只不過它畢竟是甜食，所以不宜多吃，一周吃個兩三次就足夠了。

方式361、優酪乳

優酪乳對人體最大的功能就是整腸，同時促進腸胃蠕動，降低血液中的膽固醇和增強免疫力等。優酪乳以鮮奶為主要原料，是經乳酸菌代謝發酵後而調製出的產品，因此它含有鮮乳的營養，又擁有乳酸菌代謝所產生的養份。當腸道淨空時，喝杯優酪乳將有助於有益菌的培養與增殖。

方式362、優酪乳的好處

優酪乳的選擇有百百種，其對人體的功效已在許多醫學報告中證實，包括：

(1)改變牛奶的成份，增加牛奶的營養價值。
(2)適合乳糖不耐症及牛奶過敏症患者飲用。
(3)能對抗致病菌。
(4)強化免疫系統。

(5) 具抗癌功效。

(6) 可降低膽固醇，預防心臟病及腦血管意外。

(7) 含活性B群可供人體使用。

方式 363、一天不可超過兩顆蛋

其實，成人一星期以三至四顆蛋為佳，但是如果你只吃蛋白，那麼天天都吃蛋也沒關係。所謂一天不要超過兩顆蛋，主要是擔心蛋黃裡的膽固醇過高，而且有些糕點類食品內時常含有整顆的蛋黃，容易影響健康。所以為了你的健康著想，記得少吃些蛋黃。

方式 364、花式蛋料理

蛋的營養價值高，也可以變化出很多蛋料理，簡單又家常，方便自己在家做來吃。最常見的除了荷包蛋、菜脯蛋之外，也可以加點糖變成煎甜蛋，或是加入皮蛋跟鹹鴨蛋做成三色蛋。另外也可以加點肉類或是海鮮做成蒸蛋，熱量低又很營養。此外蛋花湯、蛋包飯、蛋炒飯也是深受歡迎的菜色。而把蛋黃汁抹在吐司上煎來吃，就又是一道法式風情的法國吐司囉！

方式 365、豆類食品

常吃豆類食品有益心臟健康。豆類外層的膜，有很多的黃酮類（flavonoid）化合物，對於心臟健康有益，能防止心臟病、中風和動脈硬化。一般的豆類含有大量的蛋白質與纖維，脂肪含量不高，對於想維持體重或是減肥的人來說，豆類食品是不錯的蛋白質來源選擇。

方式 366、豆腐

豆腐的好處多多，因為其原料——大豆，含有豐富的鐵、鉬、錳、銅、鋅、硒等微量元素。尤其是鐵，其易於被人體吸收，對缺鐵性貧血有治療功效。老年人常吃豆腐，可保持旺盛的精力，並可延緩循環功能的衰退。不過也有些人不適合吃豆腐，例如痛風病人應慎食豆腐，而且脾胃虛寒，容易腹瀉的人也不宜吃豆腐，因豆腐性偏寒涼，多吃可能加重病情。

方式367、豆漿的好處

豆漿的好處多多，它可以降低血脂肪，持續喝的話可以有效降低膽固醇，而黃豆裡的異黃酮類等物質具有預防乳腺癌、子宮頸癌、延緩衰老、抗氧化等作用。豆漿也可明顯改善女性體質，並有滋潤皮膚，達到養顏美白的功效。女性如果在減肥期間，每天早餐喝五百ＣＣ的豆漿，對於不想瘦到的部位，也有不錯的幫助。不過要記得，盡量選擇無糖的豆漿會比較健康，尤其想保持身材的人，喝無糖豆漿才不致於攝取多餘的熱量。

方式368、魚料理

魚含有豐富的蛋白質和ＤＨＡ，對人體相當有益，不過如果你是想減肥的人，有幾種魚要少吃一點。像是鮭魚及鱈魚，這兩種魚都很好，但是含油脂量比其他魚來得高，所以如果想減肥的人，就少吃一些囉！

方式369、鮭魚料理

鮭魚的肉質含油脂量較一般魚類為高，所以是魚類中最受人喜愛的一種。一般來說用錫箔紙包起來烘烤，再滴上少許檸檬汁或是胡椒粉的烹煮方式就已經很美味了。當然，煎成金黃色的吃法也不錯。此外鮭魚也可以與小黃瓜等蔬果做成涼拌鮭魚沙拉，也很開胃喔。

方式370、吃魚的好處

吃魚好處已經在大量醫學報導中證實，所以少吃點肉，多吃魚也不錯。以下是吃魚的好處：

(1) 魚肉中所富含的Omega 3脂肪酸，可以維持大腦的正常功能，防止老化。

(2) 魚肉當中含的DHA等多種不飽和脂肪酸，有利於胎兒的腦部發育。所以孕婦可以多吃。

(3) Omega 3脂肪酸可以對心臟血管的健康也有相當大的助益。

(4) 魚類含量豐富的維他命A，除了有助於避免夜盲症，更是幫助視網膜發育的最佳營養素。

方式

371、如何吃魚

吃魚應該要盡量避免吃高熱量的魚皮與魚卵等部份。而吃魚時，種類也應該時常更換，尤其在海域或河川多少都有受到污染的現今，不同的魚類輪流著吃，也能分散一點風險。

方式

372、新鮮肉品、冷凍肉品

新鮮肉品有俗稱的溫體和冷凍肉，溫體肉由於沒有經過冷凍處理，肉質結構完整，相較之下比冷凍肉品好吃，但要記得向信譽良好的商家購買，才不會買到參差不齊的肉品。至於冷凍肉品方面，基本上大賣場或是連鎖超市的把關都還算嚴格，只要認明有CAS優良冷凍肉品標誌，就可以買得安心，吃得放心。

方式

373、膽固醇高的食物

有心血管疾病的患者要少吃高膽固醇的食品，例如：

(1)雞蛋、鴨蛋等蛋類的蛋黃。

(2)各種動物的內臟類：如豬腦、豬腰、豬肝。

(3)部份海鮮類：如花枝、魷魚。

(4) 牛油、奶油。

(5) 蝦卵、蟹卵和魚卵等。

方式 374、絞肉的食物熱量高

到外面買東西或是去超市買菜，盡量要選整塊、完整的新鮮肉品，因為這樣肉品肉質比較健康，成份及營養也比較有保障。一般來說，商家會把部位比較不好的肉品打碎或絞碎，並另外再加些添加物及油脂類物質，做成絞肉排或是肉丸等再製品。想減肥的人多吃這種絞肉食物對體重和健康比較有影響。

方式 375、白肉

家禽類及海鮮類食品屬於白肉的機會較高。以魚類來說的話，鮪魚及鮭魚屬紅肉魚；雞腿屬紅肉、雞胸則屬白肉。如果是想要減肥的人，晚餐的肉品選擇以白肉為佳。

方式376、紅肉

紅肉和白肉的分別，取決於肉類中所含的「肌紅蛋白」的多寡。「肌紅蛋白」越多，肉質就越紅越紅，即是紅肉，少一些的就是白肉。常見的豬肉、牛肉、羊肉、鴕鳥肉、乳鴿等屬於紅肉。一般來說家畜類屬紅肉的機會較高。

方式377、火雞肉

火雞肉的膽固醇含量比其他禽畜肉品低，可是蛋白質、胺基酸、維生素、礦物質及不飽和脂肪酸等的含量，皆高於其他禽畜。當然，它也比其他禽畜更有營養價值，是一種不錯的肉品。

方式378、益菌

近年來，市面上常強調益菌對人們身體的好處，甚至連食品都有加強益菌的配方，那麼益菌的功用是？

(1)將體內細菌的生態調節到一個平衡的狀態。
(2)增進人體腸道、呼吸及泌尿生殖系統的功能。
(3)降低血液裡的膽固醇含量。
(4)減低罹患腸道腫瘤的機率。
(5)能與人體免疫系統互動。
(6)幫助代謝乳糖，降低人體對乳糖的排斥性。
(7)加強人體對食物所含鈣質的吸收。
(8)加強人體對綜合維生素的吸收，同時幫助分解，消化蛋白質。
(9)加強抑制念珠菌酵素的滋生。
(10)幫助人體對於接受抗生素治療後的益菌再生。

方式

379、蛋白質的攝取量

蛋白質的每日建議攝取量為，成年人每公斤體重需要一公克；青春發育期每人每公斤體重需要一・二克；懷孕期的婦女，第一期增加兩公克，第二期增加六公克，懷孕末期增加十二公克；哺乳期蛋白質每天增加十五公克。通常，蛋白質攝取太多，會增加肝臟的代謝負擔。而蛋白攝取不足時，會造成生長發育遲緩、體重不足，讓人容易疲倦，同時抵抗力減弱。

方式380、糖類的選擇

以下是幾種糖的熱量（每一百克），製作料理或是調製飲品時可以參考：

(1) 冰糖：三百八十七卡。
(2) 黑糖：三百六十五卡。
(3) 麥芽糖：三百二十五卡。
(4) 果寡糖：三百卡。
(5) 果糖：二百七十九卡。
(6) 楓糖：二百五十八卡。

方式381、代糖的使用

現在越來越多的地方都有賣代糖，其實代糖原本是用在糖尿病患者的飲食上，後來發現適度的使用，對想減肥或是維持體重的人都有很好的效果。不過代糖有分是否適合加熱的種類，如果想拿代糖來做菜或是烤麵包、烤餅乾，千萬記得要使用可以加熱的代糖。另外，代糖的甜度是一般糖類的三到五倍，在使用時也要記得不要過量。

方式382、無糖、少糖、半糖、微糖

越來越多的連鎖茶飲店四處林立，而且糖分都可以讓客人自己決定。因此，如果你是喜歡喝珍珠奶茶的人，最好是找可以現場調製的商店來購買。如果不習慣喝減糖的飲料，可以從半糖（約五分糖）開始。其實個人覺得，大部份的茶品飲料，微糖（約二分糖）或是無糖的飲料都已經很好喝了。

方式383、紅茶

紅茶可以幫助消化，促進食慾，又可利尿，消除水腫，並強化心臟功能。另一方面，紅茶的抗菌力強，用紅茶漱口可防止濾過性病毒引起的感冒，並能預防蛀牙與食物中毒，同時能降低血糖值與高血壓。西方人喜愛的茶品也以紅茶為主，如果能常喝少糖或無糖的紅茶，對健康頗有幫助。

方式384、綠茶

綠茶的好處很多，在許多的醫學報告中也已被證實。對於想減肥的人來說，其最大的好處是有降低體脂肪的作用。每天喝杯綠茶，可以讓身體健康又窈窕，當然，你可以買綠茶粉回家自己泡，較便宜也方便。不過記得綠茶粉要冷藏，飲用時要以冷水沖泡，才不會把綠茶中的營養素給去除掉。

方式

385、綠茶飲用法

與其喝市面上高糖分的罐裝綠茶，到不如買綠茶粉回家自己沖泡還更加健康，以下介紹綠茶粉的飲用方法：

(1)一茶匙＋六百ＣＣ冷水：一天喝一杯，不要喝太多，一次一小口，不要一下子喝完六百ＣＣ。

(2)一茶匙＋六百ＣＣ冷水＋代醣：在減肥期間，少量代醣對健康沒有影響。

(3)一茶匙＋六百ＣＣ＋代醣+檸檬汁：就是好喝的綠茶檸檬汁喔！

(4)一茶匙＋六百ＣＣ＋養樂多：就是現在正ㄏㄤ的綠茶多多囉！

(5)一茶匙＋六百ＣＣ＋蜂蜜：很好喝，但要是想減肥的人，就不要喝太多。

(6)半茶匙＋一杯牛奶，就是是最流行的抹茶口味奶茶！

(7)女生生理期期間不要飲用。

(8)如能搭配運動，瘦身效果更佳。

方式386、五穀漿

五穀漿富含多種穀類，營養豐富又高纖健康，對於腸胃順暢等消化、排便系統都很有幫助，是相當健康的飲品。在家可用蔬果料理機自製五穀漿，選擇五種五穀雜糧，如黃豆、黑豆、薏仁、花生、杏仁、芝麻，甚至是添加糙米、山藥等，自行調配喜歡的口味。至於加冰糖、黑糖或是不加糖，也視自己的需求決定。

方式387、薏仁漿

薏仁有美白及利尿的效果，不過它屬於生冷類的食物，腸胃不好的人或是生理期時不應吃太多。現在一般的早餐店都有供應薏仁漿，在喝甜的奶茶、咖啡之餘，有時不妨可以選擇喝薏仁漿，順便美白、降火氣喔！

方式388、紅豆湯

紅豆富含維生素B1、B2、蛋白質及多種礦物質，而紅豆湯則是冬日大家喜愛的甜品之一。多吃紅豆對於補血、利尿、消腫等都有幫助；另一方面，有低血壓情形或容易感到疲倦的人，或者是在生理期間，食用加了糖的熱紅豆湯，既可以補血，也不必擔心發胖。不過吃這道甜品時不能只喝甜湯，要連紅豆一起吃才會有效果。

方式389、綠豆湯

與紅豆湯互別苗頭的就是在炎夏時，最受歡迎的甜品——綠豆湯。綠豆湯具有解暑熱、止消渴的功效。可以自己在家煮這些好喝的甜湯，因為你能控制糖的用量，避免自己吃進過多的糖，導致發胖。此外，加點薏仁進去就有美白的功效喔。

方式390、咖啡因

咖啡、茶、可樂、可可和巧克力當中，都含有咖啡因，適量的攝取，能提高心臟機能，使血管擴張，血液循環良好。另外，它們也能促進腎臟機能，幫助體內將多餘的鈉離子排出體外，所以會有利尿的效果。不過，一杯咖啡通常會有一百五十至兩百毫克的咖啡因，一個人一天的攝取量不宜超過三百毫克。

方式 391、巧克力

大家對於吃巧克力會發胖，都有一種迷思，事實上已有許多研究發現巧克力對人體有幫助。以純巧克力來說，單單食用巧克力有助於體內抗氧化物質的提升，它也可以提供身體每日所需的許多營養成分，例如：蛋白質、鈣、鎂和維生素Ｂ２。攝取任何食物中的營養，過與不及都是不好的。適時吃點巧克力，會發現巧克力不止是浪漫的甜點而已。

方式 392、寒天

現在很流行吃「寒天」，其實，寒天就是紅藻類海藻所煮出來的黏液，凝固凍結再脫水乾燥後製成，其八十%都是纖維。食用飽水膨脹的寒天，能讓人具有飽食感，不知不覺中，就減少了膽固醇及卡路里的攝取，對於想控制食慾的人頗有幫助。

方式393、愛玉和仙草

愛玉和仙草都是零熱量又能具有飽足感的點心。如果在減肥時期，但又很想吃些甜點，此時可以選擇愛玉或仙草當點心，並加點蜂蜜或是代糖，既清涼，而且熱量低又好吃。

方式394、蜂蜜

蜂蜜因為葡萄糖和果糖含量高，對人體很有幫助。葡萄糖是一種可供應立即熱量的糖份，能迅速補充體力；果糖被吸收和利用的速度較慢，但具有穩定血糖的效果。不論中西，蜂蜜自古以來都被認為是對人體有幫助的東西，而市面上也有如蜂膠的營養補充品可以選擇。

方式395、果醬

吃土司或是貝果時，總是喜歡抹上一層令人食指大動的果醬？不過這些果醬類的東西，以花生醬、巧克力醬和奶酥醬的熱量最高，另一方面像是草莓、橘子、葡萄等水果類的熱量就相對低一些。而坊間也都有賣無糖（sugar free）的果醬，選購這類果醬的話熱量又會更低一些。

方式396、花生醬

用花生醬塗抹在吐司上面，或是自製派皮做份可口的花生派都是十分美味的點心或早餐。但是它的熱量不低，所以喜歡花生醬的人，加了花生醬之後就不要再另外抹奶油，又或者可以去找低脂或是代糖的花生醬產品，減低一些早餐的熱量。

方式 397、小米粥

北方料理裡常看到的小米粥，它既可當小菜或是加糖來單吃都非常清爽美味。小米粥的好處不少，尤其是對腸胃不好的人來說，小米粥具有健脾、益胃的功效，還可保護胃氣，預防藥品的刺激，抑制胃酸等作用。

方式 398、麥片粥

選擇早餐時，可以試著吃營養豐富的麥片粥，來取代高熱量的漢堡和奶茶。而吃麥片粥時，以下有幾個方法是較健康且低熱量的：

(1) 可以加一些低卡的水果、少許的蜂蜜及堅果類到麥片粥裡。
(2) 做一份結合綜合的穀物、堅果、水果等混合而成的瑞士風味早餐。
(3) 將燕麥浸泡在牛奶中一個晚上，第二天混著優格及水果一起吃，將會是十分營養美味的早餐。

方式399、中式早餐

一般來說中式早餐的熱量比西式早餐來得高，像是燒餅油條、韭菜盒、蛋餅等，都是油脂量或是澱粉含量高的食物，而且比較不容易吃到新鮮的蔬菜，因此如果你是想要減肥的人，挑中式早餐時就要特別謹慎了。

方式400、早餐的飲料

許多人喜歡在早上喝杯柳橙汁，或是冰奶茶、冰可樂、冰咖啡和冰豆漿等。如果一大早起床就喝這些冰的飲品，對腸胃來說可是一種傷害，加上又是高糖分的飲料，更是你總是瘦不下來的原因！

方式401、健康的三明治

在三明治裡加上苜蓿芽、生菜及起司，或是夾片火腿及少許葡萄乾，代替以油煎的豬肉、荷包蛋及番茄醬、美奶滋等醬料做成的三明治，那麼你的早餐就會清爽許多，而熱量也會降低許多。如果要加些肉類進去，記得要去皮或去掉有肥肉的部份。

方式402、高熱量早餐有哪些？

中式飯糰、水煎包、蔥油餅、鐵板麵、香雞堡和豬肉蛋漢堡，這些東西吃進去，熱量都超過四百卡以上。雖然早餐很重要，但吃得營養不代表熱量也高，如果想吃些熱量較高的食物，可以等到中午再吃，免得一天三餐全都吃些高熱量食品，那麼要想瘦也難了。

方式403、好吃，熱量又低的早餐

早餐很重要，更是一天元氣的來源，因此選擇早餐也就變成重要的事情了。好的早餐代表有營養，但熱量卻不高，例如：

(1) 無糖豆漿五百ＣＣ

(2) 低脂或脫脂牛奶三百至五百ＣＣ。

(3) 全麥土司或是饅頭。

(4) 茶葉蛋或水煮蛋。

(5) 玉米片加牛奶。

方式404、義大利麵

義大利麵是很受歡迎的西式主食之一，其實，自己在家煮義大利麵並不是很困難，加上坊間也有賣現成的義大利麵醬，你可以隨自己的喜好，多加一些海鮮或是新鮮肉類及蔬菜，讓整盤義大利麵的營養更均衡。通常一個人的麵量以不超過吃飯的碗的容量為佳。

方式405、一天喝兩千CC的水

無論是否要減肥，想要身體健康就不可以忘記多喝水。多喝水可幫助身體代謝掉不好的東西，而運動後、曬過太陽，或者洗完熱水澡之後補充水份，都是人體需要的。當然，一天要能喝到兩千CC的水，如此對維持身材、保持健康和擁好皮膚都有很棒的效果。

方式406、電解水和鹼性水

越來越多的人不僅會在家裝淨水器，更會加裝電解水的器具。所謂的電解水，就是在水電解時，使其酸鹼值改變，如此便產生了所謂酸性水或鹼性水。由於人們平日飲食習慣的關係，使得多數人的身體都呈現酸性體質，因此喝電解出來的鹼性水或是綠茶，都能幫助人體內酸鹼值的平衡。

方式
407、去冰的飲料

不論去速食店喝紅茶、可樂，或是到茶品店買飲品，都記得要求去除冰塊。因為去冰的飲料對身體比較好，尤其是像炎熱的夏日，或是剛運動完，體溫升高的同時，如果一下灌進冰的飲料，對體內器官可是有很大的負擔，所以習慣喝去冰的飲料可以保護身體健康喔！

方式
408、食物過水

如果你常常外食，但又是個注重健康，或是想要保持身材的人，在買自助餐或是滷味等東西回來大快朵頤時，可以先用大一點的碗裝點熱水，將要吃的東西都稍微過一下水，去掉些許油份及重口味的醬料等，長期下來，這樣的一個小動作就可以為你的身體減去許多不必要的負擔。

方式 409、不吃烤焦的食物

肉類蛋白質遇到大火而燒焦時，如果這時還不注意而老是吃下烤焦的食物，就會有誘發癌症的可能性。所以在燒烤食物的時候，炭火不要燒得過旺，食物要時常翻面，並讓表面受熱均勻，以免把食物烤焦了。凡舉各種肉品、香腸熱狗、魚類海鮮等常見的燒烤食物，在吃的時候，一定要把烤到焦黑、充滿致癌物質的部分剔除掉，才可以放心、安全地吃下肚。

方式 410、吃燒烤的準則

吃燒烤食物時，難免會遇到有稍微燒焦的情況。這時不要怕麻煩，或是偏愛這種燒焦的特殊的感，就大口吃進去，因為這是致癌的可怕物質之一。另外在把燒焦的部分去除掉再吃的同時，也不要刷太多醬汁，使食物過鹹，或是把燒烤網弄得太黑、太髒，讓燒焦的物質沾黏在食物上，而吃進太多對身體有害的東西。

方式411、減少吃油炸品

很多油炸物是可以用其他方法來料理的，例如冷凍雞塊用炸的雖然很好吃，但是拿到烤箱裡烤個幾分鐘，口感一樣很好，相對的油脂量就減少許多。有時，需要用油快炒的料理，可以改為清蒸或是微波的方式來處理，讓身體減少油脂的攝取。另外，如果用一把好鍋子來料理食物的話，炒菜用的油量相對的也可以減少許多。

方式412、如何吃炸雞

其實，有技巧的吃炸雞，並不會攝取太多的熱量，只要你可以去皮來吃的話。偶爾吃炸雞並不會發胖，雖然外面賣的炸雞就是以脆皮的口感為主要賣點，但你若要享口腹之慾又不想變胖的話，就先去皮再吃吧！

方式413、如何減少漢堡熱量

到外面點漢堡，不論是早餐店或是連鎖速食店，都盡量點一整塊新鮮的肉排來代替絞碎的肉類做成的漢堡。比如說雞腿堡或是魚排堡，就會比最簡單的那種豬肉漢堡來得好，因為壓碎的肉再製作成漢堡肉的營養成份會降低，熱量也比較高。另一方面，可以要求不加番茄醬，或是美乃滋之類的醬料，如此都有助減少熱量。

方式414、避免食用高熱量的麵包

麵包可以是主食之一，尤其在剛出爐時香氣逼人，大家實在很難抵檔它的魅力。購買麵包時，選擇全麥、五穀雜糧類或是白吐司製品為佳，因為吃太多包甜、鹹餡料的麵包，很容易因為太好吃就攝取過多的熱量。尤其像麵包這種澱粉食物，容易讓人飽也容易讓人餓，吃太多絕對會影響體重。

方式415、麵包的選擇

吃麵包盡量選擇全麥或是雜糧類的，盡量少吃太精緻的。麵包以土司或是法國麵包這類不包餡的製品來說，熱量比較低，通常不論是包甜餡或是鹹餡，都會讓麵包熱量大增，吃太多就是導致發胖的主要殺手之一喔！

方式416、微波食品

現代人生活忙碌，吃的東西也講求便捷，於是便利商店與超市就提供了許多微波食品。記得在購買時多看一眼上面標示的熱量及營養表，盡量選一些有青菜及新鮮肉類的菜色組合，同時要避免吃起來會過鹹的食物。

方式417、少喝湯

湯是所有食物的精華，所以一整碗湯喝下去的熱量很驚人，特別是那種有勾芡過的食物，例如魷魚羹、肉羹之類的湯品，或者是涮涮鍋的湯底。想要減肥的人，最好避免掉這些好喝的湯。如果真的想喝，就挑清淡，少鹽少調味料的湯品，而且要控制喝湯的量。

方式418、少吃澱粉

記住，澱粉吃多容易發胖。一般人有錯誤觀念，以為吃飯或吃麵，要吃多一點才會飽，其實精緻過的澱粉食物並不耐餓，可能剛開始吃會覺得飽，但過不久就會又開始餓了。真正比較耐飽的是高纖維食物，所以要照著前述的原則，少吃澱粉，你才不會剛吃過中餐，又馬上需要補進下午茶的熱量了。

方式419、少喝碳酸飲料

碳酸飲料中的酸性物質會慢慢腐蝕牙齒表面的保護層，所以會接影響到牙齒的健康，而每天喝一杯含糖飲料，一年下來體重會增加好幾公斤。所以碳酸飲料能避免就盡量避免。

方式

420、對身體有害的食物

以下所說的食物並不是絕對不能吃，有些過度烹煮或是加工、醃製類的食物吃太多都對健康有害。千萬不要長期食用這類食物，但偶而吃吃，解解饞，其實問題不大。

(1) 烤焦的食物。
(2) 香腸、熱狗內若加入亞硝酸鹽，大量食用會致癌，平常宜少吃。
(3) 發霉食物會產生黃麴毒素而引發肝癌。
(4) 加工過的醃製類食品。

方式

421、外食怎麼吃

一定要記得一項原則：少澱粉、多蔬菜、適量蛋白質。每次用餐只要記得這樣的飲食原則，就不會讓自己吃進太多熱量。如果是便當的話就吃半碗飯量；如果吃牛肉麵，就吃三分之二的麵量；如果吃水餃，每餐不要超過八顆。而剩下的，就用青菜及蛋白質類的食物來填飽你的肚子。

方式422、為自己做份午餐

經常外食的人對營養攝取幾乎無法完全顧及，於是不知不覺就吃進多餘的熱量。有時候不妨幫自己做份午餐，燙八顆水餃，再配上一碟炒青菜及自己喜歡吃的肉品或豆類製品。這樣多少都遠比你在外面吃個蚵仔煎或麵線，再加一杯含糖飲料來得營養均衡又省錢呢！

方式423、隨身杯

現在很多人都會習慣自己帶水壺，這樣的好處是，你可以方便計算一天喝進多少的水量，然後還可以為自己更換不同的飲品。除了開水以外，可以為自己泡杯無糖綠茶、無糖紅茶，或是自己煮決明子、菊花茶等對身體有幫助的飲料，這樣都好過你隨時隨地去買市售的含糖飲料。

方式424、多嘗試新食物

吃的東西的選擇要經常更換，多嘗試吃些新的食物，這樣才有機會矯正你原先可能有的不均衡飲食習慣。並且，藉由接觸新的食物，可以讓你有更廣泛的料理選擇，有利於飲食的均衡。

方式425、習慣看食物背後的營養成份標籤

在超市或便利商店及任何一個地方買東西時，都要養成習慣去看背後標示的營養成份標籤，了解自己究竟吃進去了那些營養，同時也可以稍微計算一下攝取的熱量會不會有過高的問題。當然，還可以注意到有無買到過期的食物！

第5篇 愛生活就是充分攝取營養與維持健康

方式

426、帶健康的便當出門

如果三餐都是「老外」的話，不但要花許多金錢，加上每樣食物的包裝，多少都會對環境及身體都會有一定程度的損害。所以如果想要擁有健康，又或者想要減肥，那麼為自己帶份便當是件再好不過又省錢的方法。你不必天天為了吃什麼而煩惱，你的便當有的時候可以只是用保鮮盒裝份切好的水果，或是燙一些青菜，光是這樣，就可以為你一整天帶來健康的元氣。

方式

427、自己帶水出門

現在，有健康概念的人都會自己帶水，而多數的小學也都漸漸不販售飲料，要小朋友養成帶水壺上學，並多喝開水的習慣。所以不管是大人或是小孩，出門習慣帶水，或是帶自己煮的茶，不但可以隨時補充水份，另一方面也是節省金錢，並兼顧健康的良好生活習慣。

方式

428、未精緻過的食物

越精緻的食物代表經過的加工程序比較多，因此近幾年來，不少健康觀念提出表示，要多吃未精緻過的食物。例如吃糙米或是穀類雜糧，會比吃白米飯來得好；吃冰糖或是蜂蜜、楓糖這種糖分，會比吃砂糖或是白糖來得好。所以在選擇食物時，盡量以天然為主，長期下來，對健康也會產生正面影響。

方式

429、高纖維食物

多吃高纖維食物可以有效降低膽固醇，例如大麥、黑麥、柑橘類水果和蘋果，這些都是對健康有幫助的好食物。

方式

430、攝取日常所需的纖維量

想想看你每天的基本飲食，纖維質是否有攝取不足的狀況？一個人每天需要約二十至二十四克的纖維質，這樣量會讓你的消化及排泄系統都順暢。

方式431、好的油脂

好的油脂種類，可以從以下幾種食物找到：

(1) 橄欖油。
(2) 巴西堅果類。
(3) 油菜籽油。
(4) 芝麻油。
(5) 杏仁。
(6) 鱷梨。
(7) 青花魚。

方式432、建立一個營養攝取表

對身體健康有益的營養食物，可以寫在一張小小的紙條上到處貼，時時提醒自己記得攝取：

(1) 生鮮肉類。
(2) 家禽肉類。

(3) 魚類。
(4) 蛋。
(5) 起司。
(6) 牛奶。
(7) 優格。
(8) 大豆。
(9) 花生。
(10) 豆腐。
(11) 全麥麵包。

方式 433、胡蘿蔔素

日常的飲食攝取，應多吃綠色、橙黃色的蔬菜水果，因為這些食物中多含β胡蘿蔔素，可以增強人體的免疫系統。中午飯後是補充β胡蘿蔔素的好時機，而外食者可以飲用胡蘿蔔汁。

方式 434、維他命A

身體如果缺乏維他命A，會引起乾眼症、夜盲症，而稍微缺乏之時會增加呼吸道感染的機會及易使皮膚變乾燥、粗糙。補充的食物來源有：動物肝臟、鰻魚、小魚乾、魚肝油、蛋、牛奶、奶油、乳製品、黃綠蔬菜、花椰菜、紅白蘿蔔、蘆筍、南瓜、甜瓜、芒果、杏仁等。

方式

435、維他命B群

維生素B群包括：維生素B1、維生素B2、維生素B3、維生素B6、維生素B12、葉酸、菸鹼酸、泛酸和生物素八種。食物來源可以從全麥、五穀雜糧中獲得，尤其以胚芽的含量為最高，此外酵母、肝藏、瘦肉也都含有B群，尤其是豬肉、大豆、花生、豌豆、牛奶和蛋黃也是很豐富。

方式

436、葉酸

缺乏葉酸會造成貧血，生長遲緩等問題。如果是孕婦更應該補充葉酸的攝取。葉酸食物來源有：大麥、啤酒酵母、豆類、肉類、米糠、小麥胚芽、糙米、乳酪、雞肉、綠葉菜類、牛奶、柳橙、根菜類、鮭魚、鮪魚和全麥等穀類。

方式437、維他命C

不是所有的蔬果都含有維他命C，含有較多維他命C含量的，以深綠色蔬菜及水果中的芭樂、柑橘類為主。另外維他命C是屬於水溶性維生素，營養非常容易被破壞，所以要選擇新鮮、未加工過的蔬果才能攝取到最完整的維他命C。

方式438、維他命D

維他命D最重要的職責是主管骨骼發育，人體皮膚只要經過紫外線照射，便能使維他命D先質轉換成人體需要的維他命D，因此維他命D又叫做「陽光維他命」。缺乏維他命D最常見的症狀就是骨質疏鬆，平時可以從魚肝油、魚、蛋、牛油、起司、乳酪、牛奶等食物攝取。

方式439、維他命E

維他命E屬脂溶性維生素，可以防止血管內的血液凝固，促進血液循環，又有「血管清道夫」之稱。維他命E很容易攝取，只要吸收了脂肪及油脂就可以。常見的就像是花生、葵花油、牛油、美乃滋等都是。

方式440、維他命K

維他命K對於人體主要的功效是幫助凝血。和維他命A、D、E一樣，維他命K也屬於脂溶性維他命，最主要的食物攝取來源是各種綠色與深色的蔬果，如菠菜，綠花椰菜等。此外，動物肝臟也是很好的來源。

方式441、維他命加果汁

維他命除了從天然食物攝取之外，坊間販賣的維他命錠也是補充的來源之一。你可以在打蔬果汁時加入維他命一起去混合著打，讓自己的蔬果汁變得更有營養，補充自己一天所需的養份。

方式 442、維他命軟糖

現在一般的診所都可以看到軟糖式的保健維他命產品，它們大部份都是賣給小朋友吃的，讓小朋友可以隨時補充所需的維他命，而且不會因為看到藥品而害怕。美國也有很多做成軟糖口感的維他命，它們不光是給小朋友吃，成人也可偶爾買來補充維他命。不過要記得不要因為太好吃而一下吃掉一整罐，雖然一次吃太多不會有什麼負作用，但過量總是不好的。

方式 443、應該要攝取的礦物質

人體所需的礦物質有鈣、鎂、鈉、鉀、磷、氯、鐵、銅、錪、鋅等。礦物質在人體中含量雖然很少，但對人體卻非常重要。依人體的需要量可分為大量元素與微量元素兩大類。大量元素包含鈣、磷、鎂、鈉、鉀、氯，而微量元素則有鐵、碘、鋅、銅、鈷等。失去平衡，則很容易導致生理障礙。

方式444、鐵

紅肉、海藻類的食物，還有芝麻、南瓜子和穀類早餐等都富含鐵質。多吃含有鐵質的食物，可以為大腦運送充足氧氣，並能有效地提高大腦的工作效率。

方式445、鈣

鈣是存於人體中最豐富的礦物質，其中九十％分布於牙齒及骨骼。缺乏鈣會引起骨質疏鬆，老年人也較容易骨折，並需配合維他命Ｄ一起攝取。鈣的食物來源有牛奶、蛋、魚、豆腐、起司等。平時也可以適時補充鈣片。

方式446、鋅

鋅是維護正常性腺機能、治療生殖障礙時不可或缺的營養素，是所有生殖器官成長的重要物質。如果缺乏鋅會在指甲上呈白斑，同時會有粉刺、濕疹及乾癬等症狀。食物攝取來源很普遍，例如起司、乳酪、牛肉、全麥麵包、蛋、雞肉、牛乳、魚等。

方式447、硒

硒是一種必需的微量礦物質，且它只能從食物及飲料中獲得。硒與維他命E皆為抗氧化劑，兩者相輔相成，並可產生加乘作用，可防止或減緩氧化而引起的組織硬化及老化現象。食物來源有：奶製品、動物內臟、肉、魚等素食主義者要特別記得多補充硒。

方式448、鉀

鉀在人體內大部分存在於細胞裡，與存於細胞外液的鈉共同維持體內的酸鹼平衡、滲透壓及水分，少部分存在細胞外影響肌肉活動。細胞外液的鉀含量若不正常，將使骨骼肌癱瘓、神經傳導及心肌活動不正常。缺乏鉀會有口渴、嗜睡、無精打采等症狀。食物來源有牛奶、起司、咖啡、葡萄乾、番茄等。

方式449、氟化物

氟化物可以增加牙齒對酸的抵抗性，抑制牙菌斑中細菌的作用，所以早已被廣泛的使用在牙膏的添加物上。國外某些地區的水甚至都有添加微量的氟化物，以減低民眾蛀牙的比例。現今氟化物應用的主流，是每天使用含氟牙膏刷牙及用含氟漱口水漱口，並定期到牙科檢查牙齒，同時進行全口塗氟。

方式450、啤酒酵母

啤酒酵母是在釀造啤酒時所產生的副產品，其含有豐富的營養素，包括維生素B群、十四種以上的礦物質、十六種胺基酸、十七種維生素，蛋白質含量也超過五十％，儼然就是個天然綜合維他命，故有素食者的雞精之稱。現代人重視養生，因此在市售的許多產品中會添加啤酒酵母的成份，像是優酪乳或是膠囊類的保健食品。此外，啤酒酵母內含有豐富的維生素B群，對女性的身體有不錯的幫助，如果想排除宿便或是瘦身的人，可以在牛奶或是優格中，搭配一到二匙的啤酒酵母，另外在熱湯或是烹飪時加入一些也是一種方法。

方式451、麩

麥麩含有豐富的非可溶性纖維，可幫助正常排便，也可維持較長久的飽足感。此外，麥麩也是維他命B群的豐富來源，可以幫助預防結腸癌和直腸癌、乳癌。也可預防心血管疾病，是維持正常代謝的重要食物。

方式452、五味子

五味子包含辛、酸、鹹、苦及甜等五種味道，所以以此為名。長久以來一直是中國家居普遍用來做為滋養、寧心安神的補品，同時一般亦相信五味子具有刺激收縮、調整分泌及鎮靜的作用。目前市面上也有販售許多含有五味子成份的保健食品，對於現代壓力大，熬夜的人士來說，吃些五味子的東西也具有保肝的效果。

方式453、小麥草汁

小麥草是天然維他命A和維他命C最豐富的來源之一，也包含了活性礦物質、營養素、酵素、維他命、葉綠素及人體必須之微量元素，因此有「綠色的血液」之稱。由於小麥草蘊含的營養豐富，能均衡我們身體，並促進體內自然機能的活性化，所以不但能預防各種疾病，對紓緩糖尿病、高血壓、心臟疾病、過敏性疾病，甚至是壓抑癌細胞，也都能發揮功效。

方式 454、氣泡飲料

坊間賣的氣泡飲料大多是含糖飲料，這種飲料喝多不但易胖，也會造成腎臟負擔。如果想喝有氣的飲料，其實可以自己製作。買一台氣泡機把二氧化碳打進飲料裡面就會變成汽水。另外，坊間有賣氣泡礦泉水，把它加進果汁或飲料也會有汽水的效果，好處是你可以自己選擇健康或低卡的飲料來變成汽水，比市售的氣泡飲料更具健康概念。

方式 455、發泡錠

現在市面上也流行發泡錠這樣的東西，主要是把含有維他命的物質製成發泡錠。發泡錠中含有碳酸氫鈉，將發泡錠加水，碳酸氫鈉遇水產生二氧化碳，這時就可以看到一大堆氣泡，待氣泡消失後，水就變成含有汽水口感的維他命果汁。現在常見的有西印度櫻桃和柳橙等口味，有時一天補充一杯這樣的維他命飲品也是不錯的保健方法。不過要記得避免空腹喝，或是一天喝太多。

方式456、由水果看健康

香蕉和鳳梨是台灣的水果，不過很多人對這兩種水果有誤解。一是認為香蕉熱量高，多吃會發胖；二是認為鳳梨吃完，嘴巴會痛，又有一說是它屬於比較「毒」的水果。其實香蕉是很適合改善體質、補充營養的水果，它的卡路里很低，一根香蕉只有約八十七卡的熱量。而且不知大家有沒有發現，這兩樣水果放久都不會長螞蟻，所以本身其實就存在著特殊性。因為這兩種水果算是遇強補強的水果，如果你本身身體健康，那麼吃這兩種水果就不會有什麼不適，但如果你吃這兩種水果會有不好的感覺，那麼就代表身體某部份出現問題囉！

方式457、四季都有好水果

蔬菜和水果是很好的食物，它們含有抗氧化劑，廣泛的攝取蔬果類的食物，可以有效降低致癌的發生率以及預防心血管疾病。台灣有「水果王國」之稱，所以很幸福的我們在四季都有不同的水果可以享用，例如屬於秋冬季節的橘子、水梨；屬於夏天的西瓜、芒果，或是四季皆有的香蕉等，不同時節選吃不同的水果，可以讓身體有機會攝取不同的養份，畢竟吃水果要比喝市售果汁健康許多喔！

方式458、花朵餐

週休二日使休閒農場興盛，許多創意料理也都會用花朵來當成食材。其實在古老的養生食材裡，本來就會利用天然的花朵來當成材料，最常見的就是百合花。百合花具有潤肺、安睡、治咳嗽的效果，常用來燉湯或是炒菜。其他像是向日葵、仙人掌果、薰衣草、野薑花等等，都常拿來做成各種冰品及料理。運用花朵內的天然成份，不但可讓食物具有養生等功能，又可增添特殊的香氣及口感，喜歡的人可以試試看。

方式459、紅酒的好處

紅酒中含有大量的酚類物質，如單寧、紅色素、黃色素等。這些都是可以抗氧化並防止心血管疾病與降低膽固醇的大功臣。另一方面，多數人在食物的攝取上，性質偏酸，使得一些病變容易產生，而紅酒因其含有大量的鹼性元素，所以能緩和人體的酸性體質，讓身體更健康。

方式460、雞精

喝雞精主要的好處是提高身體的代謝率。現代的人因為生活忙碌，外食的機會高，相對之下飲食不均衡的問題就越來越嚴重。飲食不均衡會讓身體累積熱量，造成肥胖而缺乏某些營養素，也容易導致身體器官機能變差，代謝減緩。當身體的新陳代謝減緩，器官功能就會逐漸衰弱。若能透過相關營養補助品提高身體新陳代謝機制，相對也能提高身體的免疫機制，而雞精就是屬於其中的一種營養品。

方式461、燕窩

燕窩含有大量水溶性糖原蛋白質及碳水化合物和鈣、鐵、磷等營養素，長期食用對肺、氣管、皮膚都有很顯著的功效。加上燕窩也具潤肺、清血、養顏美容的功效，自古就被視為養生食補的聖品。多吃燕窩對健脾及消除疲勞有不錯的效果，不過這樣食補的東西都是要長期吃才能看到效果，畢竟這是一種養生的東西而不是藥品，而且燕窩所費不貲，也要看看自己是否有這樣的財力長期投資自己囉！

方式462、低胰島素飲食

低胰島素減肥法指的就是吃進低ＧＩ值的食物。ＧＩ值是食物引起血糖上升的指數，而血糖不會急速上升，就可以降低胰島素分泌，使身體不易發胖。低ＧＩ飲食要注意的事項有：

(1) 三餐定時定量。

(2) 選擇澱粉的種類，例如糙米比白米好。

(3) 多攝取高纖、高蛋白質食物，因為纖維與蛋白質可以延緩血糖的上升。

(4) 除了注意澱粉類的主食之外，蛋白質及蔬果都要搭配著吃並適量攝取。

方式 463、十大低胰島素食物

以下介紹幾種常見的低胰島素食物：

(1)薯類　(2)豆類
(3)穀類　(4)黑麥麵包
(5)胡椒　(6)糙米
(7)草莓　(8)黑巧克力
(9)花椰菜　(10)通心粉（麵）

方式 464、醬料的選擇

吃沙拉如果不選千島醬改以橄欖油加醋及胡椒代替，相對的就會更加降低這道菜的熱量；吃火鍋如果不加沙茶醬，改以醬油、白醋及天然的蔥或辣椒提味，也會降低火鍋沾醬的熱量；吃滷味如果不加香油或是不要放太鹹的醬料，也會讓滷味吃起來不油且更低卡。

方式 465、如何提高甜度卻對體重無負擔

對某些食物而言，甜的口感是相當必須的，但要在食物裡添加甜的味道卻又不會造成體重的負擔，就要盡量選擇天然的甜味。例如蔬菜和水果的甜分，或者是選擇如蜂蜜和楓糖這樣天然的甜分，吃下去才會減少對體重的負擔。

方式 466、如何減肥又能胸部不縮水

如果是運動減肥或是節食減肥，都會因為消耗掉脂肪而減掉體重，但同時也會瘦到胸部。所以在減肥的時候，多補充維他命E以及有利於激素分泌的食物，如芹菜、韭菜、葵花瓜子油、菜子油等。其他像是蛋白質、奶製品等食物也都可以多吃。當然，多喝水也是很重要的。

方式

467、如何避免過度飲食

過渡飲食會造成身體負擔，理應避免，以下有幾個飲食訣竅可供參考：

(1) 吃比薩或是其他東西時，點小片的或是份量小的。

(2) 細嚼慢嚥。

(3) 多吃高纖或是蔬菜類食物。

(4) 在吃過飯之後可以喝杯薑茶及薄荷茶。

(5) 補充益菌幫助消化。

方式

468、避免吃生蛋

如果你是懷孕的婦女或是老人家，又或者是五歲以下的孩童，都不適宜食用生蛋，因為生蛋都可能會帶有危險的沙門氏菌。遭受到沙門氏菌感染，會在八小時至三天內造成發燒、腹絞痛、腹瀉、關節疼痛或關節炎，嚴重者會因感染而死亡。要避免吃到生蛋，就盡量不要吃沒烹煮至熟的蛋，或是在吃一些大家喜愛的甜品，如提拉米蘇、美乃滋、冰淇淋之類的商品時，都是有可能使用到生蛋，食用前可以先詢問一下使用原料，或是找有品質、信譽的商家後再選購。

方式469、吃藥不亂配飲料

很多人會把牛奶、豆漿、果汁，或是正在喝的飲料與藥物一起吞進肚子，但是這做容易降低藥物的效果，也不利腸胃吸收藥效，所以吃藥還是配開水，尤其以溫開水最好。

方式470、水分的攝取

每天要攝取足夠的水分是健康的重要守則之一。所謂水份不光是指開水，舉凡茶類、咖啡、可樂等都可以算是水分。只不過為了健康和保持最佳體態，少喝含糖飲料才是上策。

方式

471、喝鹽水

早起喝一杯溫鹽水，是老一輩的人都知道的一種養生方法。它不但可以排除宿便，對瘦身和健體也有不錯的幫助。方法很簡單，有興趣的人可以一周做一次這樣簡易的體內環保：

(1) 首先需一早空腹。

(2) 然後準備海鹽或粗鹽，約半截大姆指的量（用不著太多，以免攝取太多鈉）。

(3) 加入五百ＣＣ冷開水，不急不徐的慢慢地喝完它。

(4) 喝完後可吃東西來防止噁心感。

(5) 約經過一小時左右的時間，肚子裡的宿便就會順暢的排出。

方式
472、糞便的觀察

觀察糞便的顏色及排便的次數，也是關心自身健康的一種簡易指標。成人正常狀況是一天排便一至兩次，最多三天之內一定要有一次排便記錄。如果有排便不順的問題，不但會造成宿便，還會影響體重及健康，所以一定要養成每天固定排便的習慣。

方式
473、尿液的顏色

尿液在正常情況下大多呈現透明狀，尿量多時呈淺黃色，尿量少時呈黃褐色，而起床後的第一次排尿顏色較深。當尿液顏色發生變化時，可能是因為喝水太少、服用藥物或罹患某種疾病所致。如果尿液顏色不太正常，就要聯想到是否是泌尿系統及身體哪一部份出了問題，並即早就醫診治。

方式474、骨質疏鬆

背痛、駝背、變矮、脊椎側彎、骨折都是骨質疏鬆的明顯症狀。骨骼的新陳代謝在各年齡時期呈現不同的狀態，三十歲以後，鈣從骨骼移出的比率，比積存的還多，骨骼密度會漸漸變小，呈現中空疏鬆、脆弱而易骨折等現象，這就是所謂的骨質疏鬆症。所以從年輕時就要開始注意骨骼的保養，同時均衡飲食，少吃加工及過甜的食物，同時多補充鈣，這些都是可以預防的方法。

方式475、膽固醇

每年都要檢查自己的膽固醇指數是否在標準值之內，如果膽固醇過高就要立刻少吃高膽固醇食物，例如蛋黃、花枝、魷魚等。待控制飲食一段時間之後，膽固醇指數自然就會下降，但也不應在下降後又開始吃高膽固醇的東西。

方式

476、糖尿病與代糖

糖尿病患者可以吃的食物有：水煮蔬菜、人工甘味之汽水和可樂、黑咖啡、清茶、加代糖的仙草、愛玉等。從上面的幾樣東西可以知道，嗜甜的糖尿病患者仍可使用經衛生署認可的代糖，如阿斯巴甜、糖精等，如此，糖尿病患者便可解決想吃甜味的慾望。此外，想減肥者也可以每天在適量的範圍內運用代糖來幫助降低糖份的攝取。

方式

477、代糖食品

除了某C牌飲料有標示著自己是無糖、零卡路里的可樂，台灣坊間只有少部分商品會標示「無糖」、「代糖」或「低糖」。美國有很多代糖食品，有需要的人可以到這類美式的大型超市或賣場找尋。另外，坊間的麵包店有些也都有訂做代糖蛋糕的服務，讓糖尿病的人也可以吃到自己的生日蛋糕喔！

478、糖尿病的飲食限制

根據行政院衛生署提供有關糖尿病患者飲食的注意事項有：

(1)均衡攝取各類食物。糖尿病飲食應均衡地從六大類食物中攝取適合個人的份量，以供身體利用，維持身體健康，並須長期遵循，同時與營養師共同協商飲食計畫，養成定時定量的飲食習慣。

(2)養成定時定量的進食習慣後，便要均衡攝食。依據飲食計畫適量攝取主食類、水果類、油脂類、奶類和肉魚豆蛋類。

(3)依照飲食計畫，多攝取含高纖維的食物，多選用富含纖維質的食物，可減緩醣類的吸收。例如燕麥、薏仁、未加工的豆類、水果、蔬菜、全穀類。

(4)少吃油炸、油煎、油炒類的食物，以及豬皮、雞皮等含油脂高的食物。

(5)避免攝食含膽固醇高的食物，例如動物內臟、肝、腦、蛋黃之類食品。

(6)飲食儘量清淡，不可過鹹，避免食用加工或醃製的食物。烹調食物改採燉、烤、燒、清蒸、水煮、涼拌等方式。

(7) 少吃富含精緻糖類的食品，例如糖果、煉乳、蜂蜜、汽水、罐裝或盒裝的果汁、加糖蜜餞、蛋捲、中西式甜點心、加糖罐頭也應避免。

(8) 儘量避免喝酒。若應酬需飲酒時，記得限量飲用，並應避免空腹喝酒。

方式 479、血糖低

如果你的飲食習慣是長期偏食，或是吃得少又過度運動、沒有吃飯，甚至是刻意減肥……，這些都會容易引起血糖過低的情況。血糖低的症狀有：冒冷汗、雙手顫抖、肚子餓、疲倦噁心、心跳加速、心情不好或神智不清導致意識狀態模糊等。

方式 480、食慾減少

夏天容易食慾不振，這是因為人體為了維持住體溫，而減少體內細胞的產熱機制。而你攝取的食物就是產熱機制的來源，所以夏天一到，身體會減少產熱來維持體溫，你自然就不會吃太多。另一方面，食慾不振也有可能是因為營養不良或長期偏食所造成。

如果你本來是食慾好的人，突然食慾下降，除了心理因素外，也要注意是否是生病囉！

方式481、手腳冰冷

很多人會有手腳冰冷的情形，在身體還屬健康的情況下，大部份都是因為缺少運動或是飲食不當、營養不均衡及血液循環不佳所造成。另外，體型較瘦、虛寒體質的女生最容易出現手腳冰冷的情形，這是因為這些人末梢血液循環較差，容易使體溫調節的機制紊亂。改善的方法不外乎就是要定期運動、均衡飲食，吃一些溫補食品，睡前泡腳、補充維他命E等。

方式482、促進血液循環

如果你會有手腳冰冷等情況，代表血液循環有待加強。加強血液循環的方法有：

(1) 多持續補充維他命E。

(2) 多吃含有菸鹼酸的食物，例如動物肝臟、蛋、牛奶、起司、糙米、全麥製品、芝麻、香菇、花生、綠豆等。

(3) 補充維他命B群，幫助菸鹼酸的合成。

方式

483、促進溫熱的營養

為了避免冬天的寒氣傷害身體，你可以選擇屬性溫熱的食物或進補藥材。有溫補作用的食物，一般是紅色、有甜味的，或是辛辣的調味品及食物，例如紅肉類、動物內臟類、海鮮；蔬果類則有韭菜、紫菜、青椒、川七、芥菜、甘藍菜、辣椒、洋蔥、南瓜、荔枝、桃子、龍眼、櫻桃、蔥、薑和蒜等。其他如糙米、高粱、芝麻、松子、腰果、胡桃、栗子等核果類的食品。

方式

484、水份不足

假如體內水分不足，血液流動的速率就會變慢，食物消化、代謝率降低，毒素無法迅速排出，泌尿系統也會因為體內水分的減少而呈現少尿，甚至結石的現象。如此一來，不但破壞了新陳代謝，也會降低身體的免疫力。因此不論是基於健康、擁有好膚質，或是想減肥等原因，千萬要記得適時補充水份，別當再「乾哥哥」或「乾妹妹」了。

方式485、避免結石的方法

結石會產生，通常是因為尿酸的結晶而造成「草酸鈣」的累積。就腎結石而言，可能是因為飲食關係、家族遺傳，或水分攝取不足等因素造成。除了腎臟之外，膀胱和泌尿系統也會有結石的出現。要避免結石就要多喝水，同時注意自己的飲食習慣，以及是否有長期吃藥而導致副作用產生。

方式486、避免口臭

口臭會讓人很難為情，要避免口臭的方法有：

(1) 吃重口味的食物像是蔥、大蒜或咖哩之後，要記得清新口氣。

(2) 可以吃薄荷糖或是口香糖讓口氣清新，味道舒緩。

(3) 除了要勤刷牙之外，也可以買刷舌頭的舌苔清潔器。

(4) 多喝水。

(5) 定期牙齒檢查，蛀牙也會影響口氣。

方式487、溼疹

濕疹是一種皮膚發炎的現象，大人小孩都會得。應找出環境中的過敏原，並避免接觸，同時降低自身壓力，而且要多運動，多補充維他命A、B、C、E等，這些可以有效預防濕疹的產生。

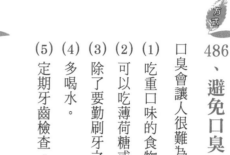

方式488、生理期期間要注意

早期有很多生理期時的禁忌，以現今的觀念來說已不合時宜，不過有些事項仍需注意：

(1) 注意保暖，少吹風及冷氣。
(2) 避免喝冰的飲料或吃冰品。
(3) 洗完頭要迅速吹乾頭髮。
(4) 充份休息不能疲勞或熬夜。
(5) 可以在生理期期間吃些甜食或是巧克力，但要適量。
(6) 要勤於更換衛生棉（條）。
(7) 不穿緊身不透氣的褲子。
(8) 運動時避免身體比臀部低的姿勢。

方式489、鎮靜功效的食物

日常的飲食中有幾種食物是具有安神、鎮靜的功效，常吃對神經系統有安撫的作用，例如蓮藕茶、玫瑰花茶、龍眼百合茶等。此外，多吃鈣質豐富的食物有助眠與安定神經的作用，例如奇異果、豆漿、芝麻糊和玉米湯。

方式490、打瞌睡

會有打瞌睡的情況，除了空氣不流通、室內缺氧、生活作息晚和睡眠不足之外，也可能是身體正發出警示訊號。在中醫的觀念上認為這是脾胃功能失調所造成，而多運動能保持氣血循環，讓身體器官機能增強。如果真有嗜睡的問題，就要看看自己是否有睡眠障礙，並適時就醫諮詢。

方式491、疲勞大作戰

如果你常常覺得疲倦，可能是以下幾種原因造成（當然如果是生病了就要及早就醫）：

(1)老是覺得沮喪或意氣消沉。
(2)碰到更年期或是生理期。
(3)喝了大量咖啡因及含酒精、含糖的飲料。
(4)飲食沒有定食定量。
(5)身體發出的警告。

方式492、復原的好東西

維他命C和維他命E都是可以幫助傷口復原的一種維生素，也可以把維他命E的膠囊打開，取出維他命E，配合精油使用讓你的傷口復原。另外，蜂蜜也是很好的消炎物品，它可以讓紅腫部位較快恢復喔！

方式 493、如果你想懷孕的話

如果有懷孕的計畫，可以開始做以下的事情來增加懷孕的機會：

(1) 減肥：即均衡健康的飲食，這不但是減肥必要的功課，同時也會增加懷孕的機會。

(2) 補充葉酸：適合生育年齡的女性，都可以在這段時間內補充葉酸，每天大約補充四百克。

(3) 補充鋅：食物來源可以參考前述。

(4) 減少喝酒精類、含咖啡因的飲料。

(5) 禁止吸菸。

方式 494、懷孕時的飲食

當你懷孕時，不代表你吃的食物就要變成兩份，所以「一人吃兩人補」的觀念要釐清。懷孕的時候仍然要保持健康及均衡的飲食，並且仍然要有固定、適當的運動。而在懷孕末期的最後三個月，才可以每天多吃約兩百卡的熱量。至於相關的懷孕飲食注意事項，千萬記得要請教醫生。

方式 495、母奶

餵嬰兒喝母奶可增加嬰兒對疾病的抵抗力。母親於產後最早分泌的量少、微黃的乳汁稱為初乳，當中含有豐富營養和抗體，可增強嬰兒對疾病的抵抗力，並幫助嬰兒胎便的排出。母乳中所含的免疫物質可維持到產後四到六個月，能幫助嬰兒抵抗疾病。

方式

496、餵母奶所需的營養

如果是需要餵母奶的媽媽們，每天光是餵母奶的這個工作就至少需要花到五百卡的熱量，因此需要格外注意自己飲食所攝取的營養是否足夠，例如維他命A、維他命C和鈣質等。另外要補充大量的水分，避免咖啡、茶等飲料。

方式

497、從小培養正確的飲食觀念

小朋友大概從五歲開始完全斷奶，從這個時候就需要大量又多元、廣泛的食物來提供攝取量，以應付每個階段成長所需的營養。所以小孩子不能偏食，吃的食物種類要多樣化，而且從小就要培養並及早建立均衡飲食的觀念，如少吃零食並少喝飲料等。

方式

498、中年以後的保養

如果你想要有良好的健康，在五十歲之後，記得要多保養及審視自己的健康狀況，可以詢問家庭醫生該怎麼攝取適合自己當時體能狀態的飲食。雖然「人生七十才開始」，但要在七十歲時還能開創人生的美好新視野，就要早早開始保養自己的身體喔！

方式499、更年期

更年期通常發生在四十四至五十五歲間的婦女身上，這時候由於卵巢分泌的女性荷爾蒙減少，可能會引起身體的許多不適，例如臉部潮紅、夜汗、心悸、失眠和情緒不穩定等。做好更年期的保健是女性防止老化的關鍵，保持良好的生活習慣，均衡的飲食，多攝取鈣質，還要有適度的戶外運動，並定期做健康檢查，這些都是讓更年期以後的生活保持健康的方法。

方式500、記住對你有益的事物

對的事大家都知道，但是實際做的不多，所以趕緊身體力行吧！

(1)健康均衡的飲食。

(2)多吃魚及魚油。

(3)銀杏的補充也可以增加記憶力。

方式

501、善用健保服務

健保自開辦以來，大大提供了一般民眾、重大傷病者與弱勢族群的就醫權利。不少一般與慢性、特殊的疾病與檢查等，都涵蓋在健保的補助下，民眾在就醫時可以多留意並同時向醫院查詢。另外，某些免費福利也是大家不應該忽略的，例如成人每年兩次免費的洗牙福利，未滿五歲的小朋友每四個月牙齒免費塗氟一次；四十歲以上未滿六十五歲者，每三年一次免費健康檢查，六十五歲以上則是一年一次；三十歲以上女性每年一次的子宮頸抹片檢查。關心自身健康的朋友，也應該多查詢相關健保補助的服務，才不會讓自己的權益睡著囉。

樂活，慢活，愛生活—
健康原味生活的501種方式

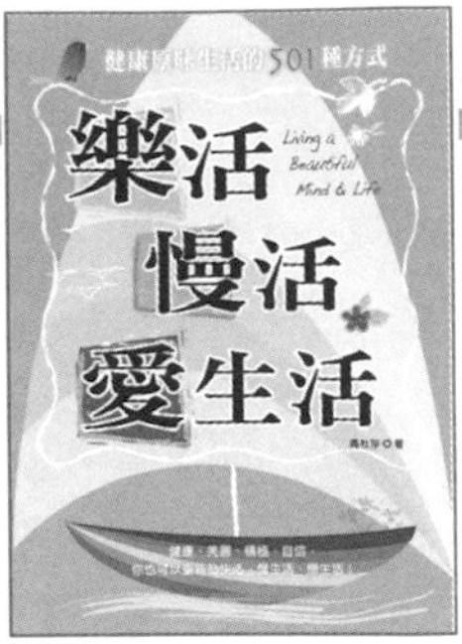

作　　者　瑪杜莎

發行人　林敬彬
主　　編　楊安瑜
編　　輯　蔡穎如
美術編排　曾竹君
封面設計　曾竹君

出　　版　大都會文化　行政院新聞局北市業字第89號
發　　行　大都會文化事業有限公司
110台北市信義區基隆路一段432號4樓之9
讀者服務專線：（02）27235216
讀者服務傳真：（02）27235220
電子郵件信箱：metro@ms21.hinet.net
網　　址：www.metrobook.com.tw

郵政劃撥　14050529　大都會文化事業有限公司
出版日期　2008年1月初版一刷
定　　價　250元

ISBN　978-986-6846-24-3
書　　號　Health+11

First published in Taiwan in 2008 by
Metropolitan Culture Enterprise Co., Ltd.
4F-9, Double Hero Bldg., 432, Keelung Rd.,
Sec. 1, Taipei 110, Taiwan
Tel:+886-2-2723-5216
Fax:+886-2-2723-5220
E-mail:metro@ms21.hinet.net
Web-site:www.metrobook.com.tw

國家圖書館出版品預行編目資料

樂活,慢活,愛生活：健康原味生活的501種方式. / 瑪杜莎著.
-- 初版. -- 臺北市：大都會文化, 2008, 01
面；　公分. --（Health+；11）
ISBN 978-986-6846-24-3（平裝）
1. 健康法 2. 生活方式
411.1　　96021002

樂活 慢活 愛生活

Living a Beautiful Mind & Life

北區郵政管理局
登記證北台字第9125號
免 貼 郵 票

大都會文化事業有限公司

讀者服務部收

110台北市基隆路一段432號4樓之9

寄回這張服務卡（免貼郵票）
您可以：
◎不定期收到最新出版訊息
◎參加各項回饋優惠活動

大都會文化　讀者服務卡

書號：Health⁺11 **樂活，慢活，愛生活**—**健康原味生活的501種方式**

謝謝您選擇了這本書！期待您的支持與建議，讓我們能有更多聯繫與互動的機會。

A. 您在何時購得本書：＿＿＿＿年＿＿＿＿月＿＿＿＿日

B. 您在何處購得本書：＿＿＿＿＿＿書店（便利超商、量販店），位於　　　（市、縣）

C. 您從哪裡得知本書的消息：1.□書店 2.□報章雜誌 3.□電台活動 4.□網路資訊
5.□書籤宣傳品等 6.□親友介紹 7.□書評 8.□其他＿＿＿＿＿＿＿＿

D. 您購買本書的動機：（可複選）1.□對主題和內容感興趣 2.□工作需要 3.□生活需要
4.□自我進修 5.□內容為流行熱門話題 6.□其他＿＿＿＿＿＿＿＿

E. 您最喜歡本書的：（可複選）1.□內容題材 2.□字體大小 3.□翻譯文筆 4.□封面
5.□編排方式 6.□其他＿＿＿＿＿＿＿＿

F. 您認為本書的封面：1.□非常出色 2.□普通 3.□毫不起眼 4.□其他＿＿＿＿＿＿

G. 您認為本書的編排：1.□非常出色 2.□普通 3.□毫不起眼 4.□其他＿＿＿＿＿＿

H. 您通常以哪些方式購書：（可複選）1.□逛書店 2.□書展 3.□劃撥郵購 4.□團體訂購
5.□網路購書 6.□其他＿＿＿＿＿＿＿＿

I. 您希望我們出版哪類書籍：（可複選）1.□旅遊 2.□流行文化 3.□生活休閒
4.□美容保養 5.□散文小品 6.□科學新知 7.□藝術音樂 8.□致富理財 9.□工商管理
10.□科幻推理 11.□史哲類 12.□勵志傳記 13.□電影小說 14.□語言學習（＿＿＿語）
15.□幽默諧趣 16.□其他＿＿＿＿＿＿＿＿

J. 您對本書（系）的建議：＿＿＿＿＿＿＿＿＿＿＿＿＿＿＿＿＿＿＿＿
＿＿＿＿＿＿＿＿＿＿＿＿＿＿＿＿＿＿＿＿＿＿＿＿＿＿＿＿

K. 您對本出版社的建議：＿＿＿＿＿＿＿＿＿＿＿＿＿＿＿＿＿＿＿＿
＿＿＿＿＿＿＿＿＿＿＿＿＿＿＿＿＿＿＿＿＿＿＿＿＿＿＿＿

讀者小檔案

姓名：＿＿＿＿＿＿＿＿＿＿　性別：□男 □女　生日：＿＿＿年＿＿＿月＿＿＿日

年齡：□20歲以下 □20～30歲 □31～40歲 □41～50歲 □50歲以上

職業：1.□學生 2.□軍公教 3.□大眾傳播 4.□服務業 5.□金融業 6.□製造業
7.□資訊業 8.□自由業 9.□家管 10.□退休 11.□其他＿＿＿＿＿＿

學歷：□國小或以下 □國中 □高中／高職 □大學／大專 □研究所以上

通訊地址：＿＿＿＿＿＿＿＿＿＿＿＿＿＿＿＿＿＿＿＿＿＿＿＿＿＿

電話：(H)＿＿＿＿＿＿＿＿＿＿　(O)＿＿＿＿＿＿＿＿＿＿　傳真：＿＿＿＿＿＿＿＿＿＿

行動電話：＿＿＿＿＿＿＿＿＿＿　E-Mail：＿＿＿＿＿＿＿＿＿＿＿＿＿＿＿＿

◎謝謝您購買本書，也歡迎您加入我們的會員，請上大都會網站
www.metrobook.com.tw 登錄您的資料，您將不定期收到最新圖書優惠資訊及電子報。